YOGA

SABEDORIA, LIBERDADE E FELICIDADE

Fatima Miranda

MAUAD

www.fatimamiranda.com - fatimiranda@terra.com.br

Direitos desta edição reservados à
MAUAD Editora Ltda.
Av. Treze de Maio, 13, Grupo 507 a 509 — Centro
CEP: 20031-007 — Rio de Janeiro — RJ
Tel.: (21) 2533.7422 — Fax: (21) 2220.4451
www.mauad.com.br

Capa:
Representação de Shiva-Nataraja, uma das
manifestações de Shiva, o deus do Yoga

Projeto Gráfico:
Núcleo de Arte/Mauad Editora

Modelo:
Clarissa Miranda

CIP-BRASIL. CATALOGAÇÃO-NA-FONTE
SINDICATO NACIONAL DOS EDITORES DE LIVROS, RJ.

M642y

Miranda, Fátima, 1952-

Yoga: sabedoria, liberdade e felicidade / Fátima Miranda. - Rio de Janeiro: Mauad, 2005

il.

ISBN 85-7478-163-0
1. Ioga. I. Título.

05-1216. CDD 613.7046

CDU 613.72

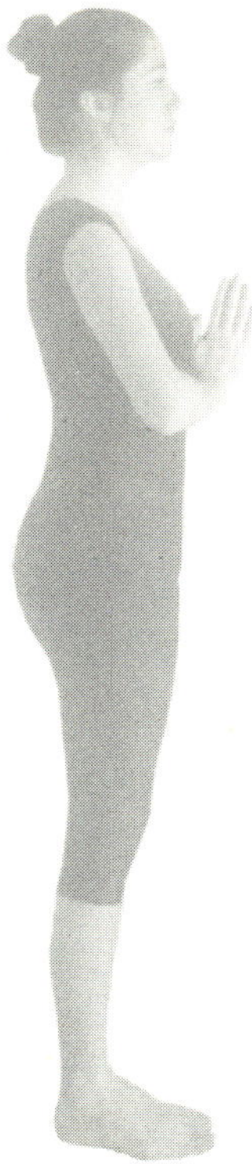

Índice

Uma breve retrospectiva histórica	7
Sistemas Filosóficos – Darshana	13
Yoga	17
Oitava Parte: Samâdhi	18
Sétima Parte: Dhyâna	19
Sexta Parte: Dhâranâ	20
Quinta Parte: Pratyâhâra	24
Quarta Parte: Prânayâma	25
Terceira Parte: Âsanas	28
- Âsanas para Meditar	33
- Série Simples para Prática Diária	34
- Acrescente agora mais estes Âsanas	40
Primeira Parte: Yama	54
Segunda Parte: Niyama	64
Outras características do Yoga	106
- Siddhis	106
- Chakra	106
- Nâdî	108
- Kundalinî	111
- Harmonização dos Chakras	115
- Mudrâ	116
- For-de-lótus	117
- Mantra	118
- A Prakriti. O Purusha	121
- Shiva e Shakti	124
- Mâyâ	128
- Alma	131
- Magia	136
Bibliografia Básica	143
Glossário de Palavras em Sânscrito	145

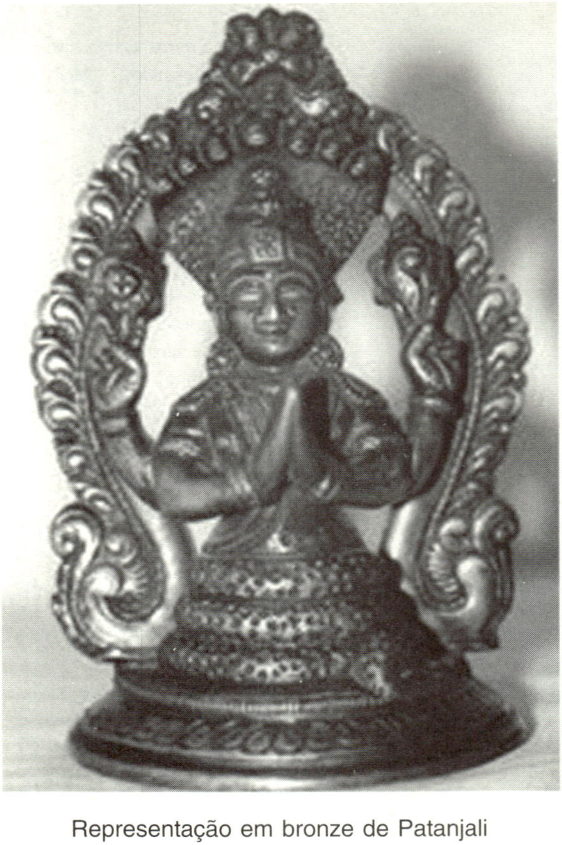

Representação em bronze de Patanjali

Yoga é uma preciosidade.

Todos os ensinamentos que nos chegaram do passado longínquo são surpreendentes. Como eles podiam saber tanto? Sempre me pergunto.

UMA BREVE RETROSPECTIVA HISTÓRICA

ERA PRÉ-VÉDICA

Através de achados arqueológicos temos notícia de uma civilização que existiu antes de haver a Índia, denominada civilização do Indo-Sarasvatî, num período proto-histórico, chamado por alguns estudiosos de Era Pré-Védica, que significa "antes dos Vedas". Os Vedas são os primeiros e mais preciosos textos sagrados, em forma de quatro coletâneas de hinos, que revelam a verdade, que revelam o conhecimento "sobre-humano" da civilização arcaica da Índia, denominada civilização védica, cuja língua é o sânscrito. São eles: o Rig-Veda, o Sama-Veda, o Ayur-Veda e o Atharva-Veda.

A Era Pré-Védica, que vai aproximadamente de 6.500 a 4.500 a.C., deixou-nos rastro de construções feitas de tijolo cozido em forno, todas voltadas de frente para as ruas; cidades divididas em bairros, avenidas, sistema de esgoto tampado; as casas com cisternas, banheiros, água corrente, pátios, escadas para andares superiores e mais objetos surpreendentes, como figuras em sinetes de bronze de pessoas, seres ou deuses, em postura de Yoga. A princípio acreditava-se que a civilização do Indo-Sarasvatî, constituída em cidades ao longo dos dois grandes rios da Índia norte-ocidental, o Indo e o Sarasvatî, havia desaparecido com a invasão dos arianos; hoje, através de novas pesquisas e devido à antigüidade dos hinos védicos, pensa-se que os arianos, que falavam o sânscrito e realizaram os Vedas, não eram invasores e também faziam parte do povo da região, habitando dentre as centenas de cidades que se erguiam nos vales do Indo e do Sarasvatî.

ERA VÉDICA

Na Era Védica, que vai aproximadamente de 4.500 a 2.500 a.C., como a denominação indica, os Vedas foram compostos. Algumas alusões astronômicas encontradas no Rig-Veda, o primeiro hino dos Vedas, sugerem que uma grande parte dos hinos foi realizada no quarto milênio a.C., outras partes no quinto milênio a.C. Catástrofes naturais contribuíram para o fim desta era.

ERA BRAHMÂNICA

Com o decorrer do tempo, mudanças sociais, cada vez mais complexas, influenciadas também pelo deslocamento da civilização védica devido a essas catástrofes, promovem o poder da classe sacerdotal e surge a Era Brahmânica, que vai aproximadamente de 2.500 a 1.500 a.C, quando a classe sacerdotal, ou brâhmana, um dos quatros estados sociais do hinduísmo, o qual compreende diversas tradições que têm uma relação histórica e ideológica com a antiga cultura védica, passa a dominar a cultura e a religião védicas.

ERA PÓS-VÉDICA OU UPANISHÁDICA

Em seguida vem a Era Pós-Védica ou Upanishádica, de 1.500 a 1.000 a.C., demarcada pela existência dos Upanishads, textos que complementam os Vedas. Entretanto, o mais antigo Upanishad foi composto antes desta era, há mais de quatro milênios. Os Vedas revelam a verdade; o Vedanta, fim dos Vedas, finalizam as revelações através dos Upanishads, mais de 200, mas sem perder a essência do que foi ensinado nos Vedas.

Desde os primórdios do período védico, ou quem sabe antes, o Yoga é ensinado oral e demonstrativamente de mestre para discípulo (*paramparâ*). Nos Upanishads, encontramos muitas referências sobre o Yoga, sobre a meditação (*dhyâna*), que é uma das partes do Yoga, a meditação através da sílaba sagrada Om, chamado *prânava*, símbolo do Yoga, e referências sobre o *prânayâma*, outra de suas partes, que aplica a respiração consciente como precursora para a concentração mental. Encontramos também referências sobre a necessidade da postura correta (*âsana*) para a prática da meditação. Os ensinamentos posteriores aos Upanishads não são mais considerados revelações, mas, sim, tradições.

ERA ÉPICA OU PRÉ-CLÁSSICA

Na Era Épica ou Pré-Clássica, que vai de 1.000 a 100 a.C., surgem poemas grandiosos que narram acontecimentos extraordinários e profundamente místicos. Surgem as doutrinas contidas no Mahâbhârata, extensa epopéia da época, em que encontramos na sua parte essencial o mais antigo escrito que trata explicitamente do Yoga, o Bhagavad-Gîtâ, sendo que a parte que descreve a guerra entre os Pândavas e os Kaurakas, sabe-se que foi escrita em época muito anterior. Essa é uma das características de várias obras da filosofia indiana, na maioria das vezes fundamentadas em escritos muito mais antigos do que os recriados na época, reafirmando antigas verdades.

O Yoga também se apresenta fundamentado em uma outra escola tradicional: o Sâmkhya, em sua forma mais antiga, não em sua forma posterior, codificada durante a Era Clássica por Îshvara Krishna. Sâmkhya e Yoga são freqüentemente considerados como os dois aspectos, um teórico e o outro prático, de uma mesma doutrina.

"Não há conhecimento como o Sâmkhya, não há poder como o Yoga." (Mokshadharma, XII-304,2).

"Ao contrário do sábio, o ingênuo acredita que o método do Samkhya e o Yoga são coisas distintas. Quem se aplica devidamente a um deles colhe o fruto de ambos." (Bhagavad-Gîtâ, Rio de Janeiro, Três, 1973, V-4, p.57).

O Sâmkhya continua se expandindo gradualmente nesta era, assim como o Yoga.

ERA CLÁSSICA

Durante a Era Clássica, que vai de 100 a.C. a 500 d.C., surge o Yoga-Sûtra de Patanjali, o primeiro registro histórico em sânscrito que descreve a técnica do Yoga e que, com o tempo, passa a ser a fonte oficial do Yoga, considerado também um dos seis principais sistemas filosóficos do hinduísmo. Surge ainda o Brahma-Sûtra, de Bâdarâyana e o Sâmkhya-Kârikâ, de Îshvara Krishna.

ERA TÂNTRICA

Na Era Tântrica, que vai de 500 a 1.300 d.C., acontece uma grande revolução cultural diretamente influenciada pelo tantrismo.

Precisaríamos de um livro inteiro para falarmos sobre o Tantra, sobre a importância do princípio feminino à deusa Shakti, e sobre a importância do sexo ritual neste contexto histórico, assim como na já existência de adoração ao princípio feminino da deusa na Era Pré-Védica; entretanto, algumas singularidades serão mais adiante comentadas.

ERA-SECTÁRIA

Em seguida temos a Era-Sectária, que vai de 1.300 a 1.700 d.C., apontando o caminho da devoção religiosa, das seitas seguidoras, especialmente a Shiva ou a Vishnu, deuses da tríade hindu: Brahma, Vishnu e Shiva, deuses da criação, da conservação e da grande transformação, respectivamente. Varia nesta era a crença sobre eles, sendo Shiva também considerado o deus do Yoga.

ERA MODERNA

E finalmente a Era Moderna, que vai de 1.700 à época atual, quando começam a ocorrer as influências entre as filosofias do oriente e do ocidente, devido à presença política cada vez mais forte das nações européias na Índia.

Essas divisões de eras não podem ser levadas ao "pé da letra", pois os historiógrafos hindus jamais se preocuparam em registrar datas propriamente ditas, sendo esta característica uma preocupação da cultura ocidental.

SISTEMAS FILOSÓFICOS – DARSHANA

Há seis principais sistemas filosóficos, *darshana* = "pontos de vista", do hinduísmo, que é a "filosofia" ou "religião" da Índia, todos fundamentados nos Vedas, que têm o sânscrito como sua língua sagrada. São eles: Purva-Mimansa – relativo aos Vedas; Uttara-Mimansa ou Vedanta = "Final dos Vedas"; o Sâmkhya; o Yoga – especificamente o Yoga de Patanjali; o Vaisheshika e o Nyaya.

Patanjali (100 a.C), um yogue, fundamentado nos sistemas filosóficos anteriores a ele, como também no Sâmkhya e na prática de outros yogis* da época e anteriores, assim como em sua própria experiência, fez uma compilação resumida destes conhecimentos, trazendo ao mundo, como já havíamos dito, o primeiro registro histórico, em sânscrito, que descreve a técnica do Yoga: O Yoga-Sûtra de Patanjali, considerado fonte tradicional ou oficial do Yoga. É composto de 195 aforismos, ou sûtras, distribuídos em quatro capítulos, que tratam respectivamente da iluminação, do caminho das práticas, dos poderes ocultos e da suprema libertação.

Os sûtras se caracterizam como textos curtos, resumidos e afirmativos: estilo literário da Índia antiga, foi usado com muita perfeição por Patanjali. Os sûtras precisavam ser decorados, recitados e usados para meditação pelos discípulos.

O Yoga se fundamenta no Sâmkhya. O Sâmkhya procurava a Verdade e a Libertação (*mukti*) através do conhecimento metafísico e do discernimento. O Yoga de Patanjali fundamentado na dialética do Sâmkhya se difere desta, criando uma técnica ascética, com um método de contemplação e interiorização, a qual deveria ser praticada, independentemente

---

* *Para melhor compreensão do texto, ao usarmos o termo yogi estaremos nos referindo aos praticantes de Yoga, sejam masculinos ou femininos. Ao usarmos o termo yogue, estaremos nos referindo àqueles que já atingiram o* samâdhi, *a iluminação.*

da gnose, para se atingir essa mesma compreensão da Verdade e da Libertação, através da transcendência da consciência, do *samâdhi*.

Não é nosso objetivo tratar da história da Índia e da filosofia oriental indiana, que são muito complexas. Mas, com certeza, a essência destes ensinamentos sempre estará presente em tudo o que dissermos, comentarmos e interpretarmos, principalmente, a essência do Yoga Clássico de Patanjali.

Todos os que são yogis sabem que essa técnica cresce e frutifica fundamentada também na experiência pessoal de quem a pratica, pois o Yoga é um caminho de vida. Acredito que cada um que recebeu a dádiva do Yoga, se pudesse, deveria deixar pelo menos um pouco do que aprendeu para outros. Tudo não é possível, porque a prática do Yoga proporciona um precioso desenvolvimento tão subjetivo, que fica difícil de se revelar. Por conseguinte, deixaremos aqui o somatório da essência dos conhecimentos antigos com a experiência e os conhecimentos ecléticos de uma yogi ocidental. Por ter sido sempre muito influenciada pela cultura do ocidente, me sinto com a liberdade de, às vezes, fazer comparações com os ensinamentos de Jesus Cristo e de alguns santos da Igreja Católica, que considero como yogues, como seres iluminados.

Patanjali, em sua obra escrita, mostra que para se chegar ao *samâdhi* oito partes precisam ser seguidas, praticadas – *Ashtanga* (*ashta* = oito); (*anga* = partes). São elas:

1- Yama – Domínio, controle.

2- Niyama – Observância.

3- Âsana – Postura.

4- Prânayâma – Controle do prâna.

5- Pratyâhâra – Introspecção dos sentidos.

6- Dhâranâ – Concentração.

7- Dhyâna – Meditação.

8- Samâdhi – Iluminação.

Começaremos explicando as oito partes do Yoga do final para o início, com a intenção de facilitar a compreensão do assunto. A exceção será em relação à segunda parte. A primeira será descrita antes da segunda, para o melhor entendimento dos princípios éticos e morais do Yoga. Mas antes precisaremos esclarecer alguns conceitos importantes.

YOGA

Palavra derivada da raiz sânscrita *yuj*, unir, integrar, Yoga é o termo sânscrito que significa contemplação, integração, união. No sentido de contemplar Deus. Integrar-se em Deus. Unir-se a Deus. Mas não a um Deus pessoal que fica sentado num trono no céu. Mas ao Deus que está em tudo e em cada um.

DEUS É BRAHMAN. É O ABSOLUTO. É TUDO. É AQUILO. É O UM. É DEUS.

DEUS É A LEI E QUEM FEZ A LEI. NUNCA TEVE PRINCÍPIO. JAMAIS TERÁ FIM.

O âmago da filosofia yogue repousa sobre o seguinte axioma:

"NÃO É POSSÍVEL QUE ALGO SEJA CAUSADO POR NADA OU QUE PROVENHA DE NADA".

"NÃO É POSSÍVEL QUE ALGO SE DISSOLVA EM NADA".

Portanto, Deus é tudo e mais do que tudo. Deus sabe. Deus É, e controla tudo. Controla o que é Universo, desde o macrocosmo: planetas, estrelas, galáxias, etc. ao microcosmo: da molécula, até o que existe de mais "ínfimo" no Universo material e também no Universo não-material. Controla tudo o que se pode imaginar e o que não se pode imaginar. Jesus Cristo, que era oriental, dizia que Deus sabe quantos fios de cabelo cada ser humano tem na cabeça.

Continuemos, portanto, com as oito partes do Yoga Clássico de Patanjali, também chamado Râja-Yoga de Patanjali.

OITAVA PARTE:

SAMÂDHI

O OBJETIVO ÚLTIMO DO YOGI É ATINGIR O SAMÂDHI, A ILUMINAÇÃO, O ÊXTASE, A LIBERTAÇÃO, A UNIÃO COM DEUS.

Quando o praticante de yoga consegue atingir o *samâdhi*, essa União com Deus, essa identificação com o Deus em si, ele passa a ter uma compreensão súbita de tudo, de todas as questões filosóficas. Ele se liberta da ignorância. A Verdade preenche o seu ser. Ele fica em êxtase. Ilumina-se.

Através da meditação, *dhyâna*, o yogi tem chance de alcançar sua meta.

SÉTIMA PARTE:

DHYÂNA

Meditação é *dhyâna*. Ela é de fundamental importância no Yoga, e várias referências sobre *dhyâna* já se encontravam nos Vedas.

A meditação é uma específica concentração prolongada.

O iniciante na prática do Yoga necessita aprender a meditar. Mas para ele conseguir meditar, antes precisa aprender a se concentrar, da maneira que a meditação yogue exige. Portanto, falaremos primeiro sobre esse tipo de concentração para, com o decorrer deste e dos próximos ensinamentos, podermos explicar o que seria exatamente meditação e iluminação.

SEXTA PARTE:

DHÂRANÂ

Dhâranâ é concentração. A concentração não precisa durar muito tempo. A meditação, sim, de meia hora em diante. Mas, devido à falta de tempo das pessoas de hoje, 15 minutos de interiorização já são suficientes para se processar o alívio do estresse. E, mesmo assim, quando não for possível fazer uso desses 15, cinco minutos de interiorização são melhores do que nada.

A concentração deve ser feita em um único foco; contudo, muitas vezes, associada à respiração. Quando falamos foco, não queremos dizer que a atenção deva ficar presa apenas em um pequeno ponto. Pois esse foco pode ser um *yantra*, que são figuras lineares místicas indianas ou tibetanas compostas para este fim, desenhadas ou gravadas em papel, madeira, metal, ou traçadas na parede, ou no chão, muito utilizadas no Yoga tântrico, seja indiano ou tibetano; ou um *mandala*, que é um *yantra* bem mais complexo, baseado num arranjo circular. Esse foco de concentração pode também ser um quadro que se aprecie, ou pode-se concentrar a atenção na chama de uma vela, ou até numa estrela, ou na lua, ou no céu inteiro, ou numa árvore, ou numa grande e linda paisagem, ou apenas num único grão de areia. Contudo, esses objetos externos de concentração precisarão ser captados e interiorizados para a prática da meditação. O praticante também pode se concentrar no cheiro dos incensos, ou concentrar-se em uma música, ou em todos os sons que estejam acontecendo, ou no silêncio. O praticante pode meditar cantando mantra (mais tarde explicaremos o que é mantra), como também pode meditar observando sua respiração natural, ou meditar com visualizações. O que precisa ficar claro é que a concentração para a meditação comporta o mínimo de raciocínio possível; portanto, é diferente daquela que a pessoa faz quando está concentrada lendo um livro, ou vendo televisão, ou preparando algum trabalho e se alguém a chama ela não escuta, pois, neste tipo de concentração, a pessoa está raciocinando intensamente. O importante é que a concentração esteja voltada unicamente para o foco escolhido, com o **mínimo** de raciocínio e com **descontração**. O único esforço a ser despendido é voltar sempre a atenção para o foco de concentração com suavidade, sem se irritar ou brigar com a mente, que pode vir a se dispersar.

Patanjali, no aforismo 2 do livro I do Yoga-Sûtra, ensina: "Yoga é a suspensão (*nirodha*) dos processos mentais (*chitta-vritti*)". Ou, também, pode-se traduzir como "a supressão dos estados de consciência" (*Yogas chitta-vritti-nirodha*, Yoga-Sûtra, 1, 2).

Portanto, o treinamento para se atingir essa supressão dos processos mentais é através da meditação, diminuindo-se a quantidade de pensamentos, até se conseguir manter a atenção no foco escolhido, para depois se chegar ao vazio da mente, à vacuidade, à supressão dos processos mentais. Pois quando a mente está completamente vazia, ela pode ser preenchida por Deus.

Podemos ir a uma linda praia deserta, sem ninguém para nos distrair, mas se estivermos com a mente lotada de pensamentos ou de problemas, não conseguiremos sequer apreciar a beleza da natureza, quanto mais meditar com ela. Para meditarmos com o foco natureza, seja uma praia, ou uma cachoeira, ou um lago sereno, precisamos entrar na freqüência da paisagem. Primeiro, respirando profundamente e nos acalmando; em seguida, diminuindo a quantidade de pensamentos; depois, tentando sentir como se fôssemos a paisagem, transportando-nos para ela, contemplando, captando, trocando; por fim, fechando os olhos e interiorizando-a. Se a paisagem for a de uma praia: sentindo o mar, o vento, escutando o som deles, contemplando a areia, absorvendo o sol, respirando a maresia, envolvendo-nos em tudo, com o corpo completamente relaxado, elevando-nos à freqüência deles. Caso a paisagem seja a de uma cachoeira, então, contemplando suas águas claras, escutando seu som cantante, sentindo a umidade do ar, as gotículas de água, respirando o imenso ar puro, apreciando as nuances do verde da mata, o colorido das flores, as vibrações dos animais silvestres; e depois, trazendo tudo isso para dentro, passando a vibrar com eles, na freqüência dela, trocando, sendo, amando, até que os nossos sentidos não serão mais necessários, pois seremos um com ela. Então, para o yogi atingir o *samâdhi*, ele igualmente precisará aprender a se direcionar para a freqüência Divina, assim como tentou fazer ao entrar na freqüência da natureza, que também é uma manifestação de Deus. Portanto, ainda voltaremos a esse ponto.

A meditação alivia o estresse, porque o praticante consegue diminuir, com a realização dos diversos exercícios adequados, a quantidade de estímulos captados pela mente, consegue diminuir a quantidade de pensamentos, afastando-se por um longo período das preocupações e dos problemas emocionais. A mente fica tranqüila, a respiração também e o alívio acontece. A meditação promove uma mente serena. A consciência passa para um nível em que fica ignorada. O subconsciente vem à tona. O encontro com o espiritual pode acontecer, a Freqüência Divina pode ser atingida, pois a consciência deixou de bloquear o caminho, que leva ao Deus que existe em cada um de nós. O tumulto da nossa mente consciente é que não nos permite senti-lo. A atenção no foco de concentração permanece plena. Quem atinge um nível de meditação profundo não fica inconsciente, no sentido de que não sabe o que está fazendo, nem esquizofrênico, como muitos que criticaram, mas jamais praticaram, tentaram insinuar.

QUINTA PARTE:

PRATYÂHÂRA

Pratyâhâra é o bloqueio dos sentidos. A pessoa está verdadeiramente concentrada quando consegue essa obstrução perceptiva. Ela pode estar sentada meditando em um local não muito silencioso, mas não escuta mais os ruídos. Ela "fecha" os sentidos, seja o da visão, da audição, do tato, do paladar ou do olfato, e a sua atenção fica plenamente voltada para o foco de meditação. Então, fechando os sentidos ordinários, ela pode conseguir desobstruir o sexto sentido que, por falta de prática, por falta de uso, está bloqueado.

QUARTA PARTE:

PRÂNAYÂMA

Prânayâma é o domínio ou controle de prâna.

Yama significa domínio, e *prâna*, segundo os yogis, é uma forma de energia que existe em todo o Universo. *Prâna* está em toda parte, existe em todas as formas de matéria, existe no ar atmosférico, mas encontra-se também onde o ar não existe. O *prâna*, dependendo da freqüência em que vibre, do ritmo que vibre, propulsiona-se para a vida e manifesta-se como energia vital. *Prâna* não é Deus ou Brahman. Deus está em tudo, É Tudo, mas não é apenas uma parte. O *prâna* também não é a alma. O *prâna* é uma forma de energia, uma emanação de energia, assim como a energia térmica e a energia elétrica o são. Os organismos, sejam vegetais ou animais, absorvem a maior soma de *prâna* através da respiração. Portanto, o *prâna* encontra-se na respiração, mas não é ela. E os yogis, através da respiração, absorvem, armazenam e direcionam o *prâna* para promover domínios sobre o corpo, sobre os pensamentos e sobre as emoções. Aprendem a direcionar o *prâna* para qualquer região necessitada do organismo, com o intuito de curá-la ou relaxá-la. Assim, *prânayâma* é uma técnica de exercícios respiratórios que existe na prática do

Yoga, que tem como objetivo sentir, direcionar ou usar conscientemente o *prâna*. No *prânayâma* a respiração é consciente. Os praticantes colocam sua atenção e comando no que estão fazendo. E a prática da respiração consciente ajuda também a acalmar a mente, sendo um ótimo prelúdio para a prática da meditação.

Todos sabem que o ato de respirar é de fundamental importância para a vida. Podemos ficar muitos dias sem comer, poucos dias sem beber água, mas em questões de minutos, se não respirarmos, morreremos. Respirar é viver. Quando nascemos, inspiramos pela primeira vez. Dentro do útero não respiramos independentemente. Recebemos o oxigênio, a água e os alimentos necessários através do cordão umbilical de nossa mãe. Se fora do útero, ainda bebê, não conseguirmos fazer a primeira respiração, não viveremos. E quando morremos fazemos uma derradeira expiração, o chamado último suspiro. Cessando a respiração, a vida chega ao seu fim em nosso corpo.

Existe uma passagem na Bíblia, no Antigo Testamento, que diz: "...Formou pois o Senhor Deus ao homem do limo da Terra, e assoprou sobre o seu rosto um assopro de vida; e recebeu o homem **alma** e **vida**...". Sendo a vida, a energia vital, o *prâna*; e a alma, o *Purusha* individualizado. E Deus, o Purusha, a Alma Universal.

Mais para o final explicaremos Purusha detalhadamente.

A respiração faz um elo entre o consciente e o subconsciente. Na grande maioria das vezes, não comandamos conscientemente a nossa respiração, porque é o subconsciente que controla a respiração, assim como controla os batimentos cardíacos, a circulação do sangue, a digestão, a pressão arterial. Nós não precisamos ficar mandando o nosso corpo respirar, ele simplesmente respira, pulsa, desde o dia em que a energia vital e a alma entraram nele. Nem precisamos ficar mandando nosso coração bater, nem a nossa digestão acontecer, tampouco nosso sangue circular; assim, podemos, pela concentração na respiração, trazer vários comandos ou ordens para esse nível subconsciente, seja de transformação emocional, ou de relaxamento, ou de autocura, ou coisas mais. Quando ficamos nervosos, a nossa respiração não fica alterada? Se, no entanto, ao nos percebermos nervosos, tivermos a oportunidade de respirar profunda e lentamente, concentrando a atenção na respiração, aos poucos conseguiremos nos acalmar. Portanto, assim como o emocional interfere no ritmo da respiração, o ritmo da respiração que impusermos ao nosso organismo poderá interferir no nosso processo emocional. **Através da respiração consciente, podemos chegar ao subconsciente.**

Alguns yogis conseguem diminuir tanto a extensão da respiração e dos batimentos cardíacos que podem ser enterrados vivos. Necessitam apenas de um mínimo de ar para sua sobrevivência. Entretanto, isso só pode ser feito por um determinado tempo. Mas esse fato apenas demonstra o domínio sobre a mente, sobre o corpo e, por conseqüência, sobre as emoções, que a prática da técnica yogue pode proporcionar. Apesar de ser um exercício muito perigoso de se aprender e necessitar da orientação de um guru que saiba como fazê-lo, por já ter conseguido realizá-lo, esse tipo de prática não leva ninguém ao *samâdhi*. Mostra apenas um dos domínios de *prâna*.

TERCEIRA PARTE:

ÂSANAS

Os *âsanas* são as posturas corporais que existem na prática do yoga. No tratado de Patanjali, a postura ou *âsana* foi descrita como a maneira correta de se posicionar estável e confortavelmente para a prática da meditação. O Yoga-Sûtra, II, 46, a aponta como *sthira-sukham*, "estável e agradável". Como já foi dito, o Yoga, desde a sua origem, sempre foi passado oral, direta e demonstrativamente de mestre para discípulo (*paramparâ*). Os *âsanas* também devem ser aprendidos com um mestre, oral e demonstrativamente, e não através de descrições escritas. Patanjali inova quando deixa a técnica yogue escrita; contudo, resumida em forma de aforismos, que são sentenças, com poucas palavras, contendo um princípio de longo alcance, formando um tratado denominado *sûtra*, no qual esses aforismos se acham reunidos. Não ousamos dizer que Patanjali não conhecia os diversos tipos de *âsanas*. Tanto nos parece que ele conhecia que faz questão de ressaltar em seu tratado que a postura para a prática de meditação deve ser estável e agradável, descartando as posturas contorcionistas, provavelmente feitas por alguns praticantes exagerados, deturpadores e radicais, pois para a prática da meditação estas não servem. Era necessário, portanto, que se dominasse muito bem a maneira correta de se sentar para praticar a meditação. E a postura ficava perfeita quando não se despendia mais o menor esforço para realizá-la. Somente assim se conseguiria ficar imóvel e completamente concentrado, meditando, sem mais precisar despender a menor atenção com o corpo. Este precisava ser esquecido. Como alguns discípulos tinham dificuldades de se manter sentados e imóveis por muito tempo, com a coluna ereta, existem as posturas com o objetivo de treinar o corpo do discípulo, para que ele possa dominar o *âsana* ideal para a prática da meditação, sem desconforto. Através da prática da meditação, o yogi pode alcançar o *samâdhi*. E as posturas trabalhavam o corpo do discípulo para que ele pudesse ficar também saudável, pois, juntamente com a respiração, os *âsanas* revigoravam e harmonizavam os órgãos internos, o sistema glandular, o sistema nervoso, o muscular, e outros mais, garantindo ao praticante uma boa saúde – pois que uma pessoa doente não agüenta meditar. Os yogues sabiam e sabem como descontrair a musculatura tensa através dos diversos *âsanas* de alongamento e de força, somando-se a estes, quando necessário, a respiração. Sabem massagear os órgãos internos e ativar a energia prânica, tanto através das posturas quanto dos *bhandas* – que são contrações específicas – e dos selos, *mudrâs*, gestos místicos de mão e corporais, todos contribuindo para a harmonização do organismo como um todo. Os *âsanas* visavam também, com muita propriedade, trabalhar a coluna. Os yogues sabiam que ela é o eixo do corpo, e que uma coluna saudável lhes proporcionaria uma postura ereta e perfeita. Então, a musculatura também precisaria ser fortalecida para sustentá-la. Dentro da fisiologia mística, que vem a ser depois muito mais descrita no Tantra-Yoga e no Hatha-Yoga, (uma pequena parte da fisiologia mística foi comentada por Patanjali, quando ele se refere aos *chakras*, centros de energia ou acúmulos de energia prânica, deixando demonstrado, portanto, que ele a isso também já conhecia), os yogues apontam que o *prâna* caminha através dos *nâdîs*, condutores sutis de energia prânica, formando uma extensa rede energética sutil, relacionada com o corpo – inclusive no Atharva-Veda já se encontravam referências sobre os *nâdîs*. Assim, pelo centro da coluna ascendem três canais sutis principais: *Idâ*, o da esquerda; *Pingalâ*, o da direita; e *Sushumnâ*, o central e principal. *Idâ* e *Pingalâ* sobem cruzando *Sushumnâ* em forma helicoidal. Fazer a energia *kundalinî* – que é um acúmulo muito intenso de *prâna* existente no *chakra* raiz – subir pelo canal central, *Sushumnâ*, despertando os *chakras* até atingir o *chakra* coronário, que fica no topo da cabeça, levando o yogue ao *samâdhi*, ressaltaria também a importância de se trabalhar e cuidar muito bem da coluna e dos músculos que a sustentam. Quando falarmos sobre a energia *kundalinî* e os *chakras*, e a sua relação com a postura do corpo, com a coluna e com o *samâdhi*, entraremos em mais detalhes.

Hoje, os praticantes de yoga se beneficiam de todo este conhecimento milenar, aprendendo a se alongar, aprendendo a relaxar, aprendendo a se harmonizar, aliviando-se de problemas de coluna – através da coluna passam todos os nervos –, de problemas nervosos; enfim, aliviando-se do estresse.

Não aconselhamos a prática do yoga e dos seus exercícios sem a orientação de um bom professor, pois pode ser perigoso. A não ser algumas posturas simples e funcionais, que em seguida descreveremos e que podem ser praticadas todos os dias. Ao amanhecer elas funcionarão como um agradável espreguiçar, deixando o praticante bem alongado, com a coluna corretamente posicionada para enfrentar com disposição o seu dia. À noite, as mesmas posturas aliviarão os músculos tensos, harmonizarão o sistema nervoso e glandular, deixando o praticante tranqüilo e relaxado para uma boa noite de sono. O tempo despendido será muito pequeno, e a prática constante desses exercícios garantirá uma coluna saudável e uma boa qualidade de vida. Devemos ressaltar que a coluna é o nosso eixo. Já imaginaram se seria viável vivermos sem uma coluna? Impossível, não? Portanto, uma coluna trabalhada e bem alinhada mantém o praticante ágil por muito mais tempo, assim como um cérebro tranqüilo e bem oxigenado nos proporciona um raciocínio vivo e lúcido no decorrer da nossa existência. Por isso, mais adiante, quando falarmos sobre a auto-observação, *svâdhyâya*, também ensinaremos um precioso exercício com o fim de deixar a mente serena.

Todos, se Deus não nos levar antes, envelheceremos, pois isso faz parte do ritmo da vida e de todo o processo de transformação da matéria; mas, se envelhecermos cheios de dores nas costas, repletos de mazelas e sem lucidez, não há de ser nada agradável, tanto para quem está passando por isso quanto para aqueles a quem daremos muito trabalho para nos cuidar.

ÂSANAS PARA MEDITAR

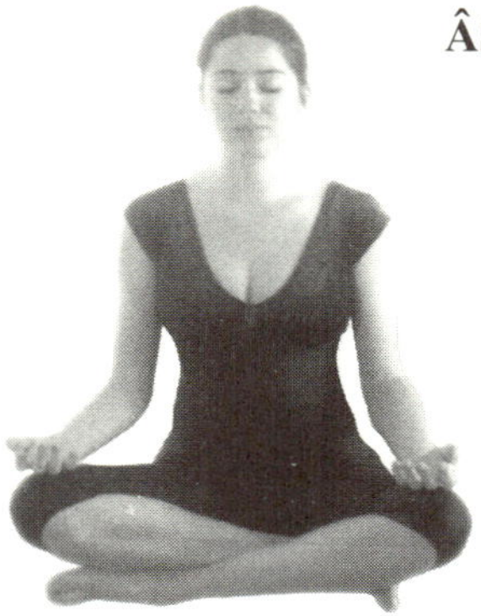

Sukhâsana

Postura Fácil

Samanâsana

Postura do Prâna

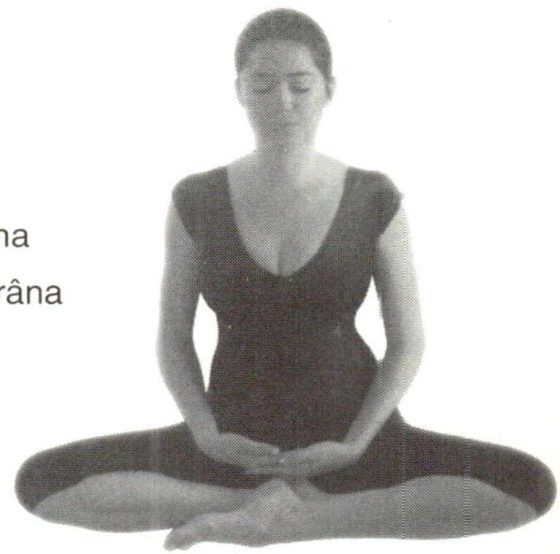

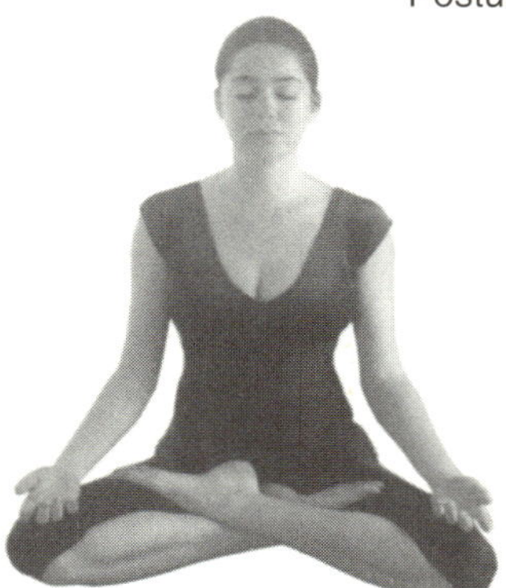

Padmâsana

Postura do Lótus

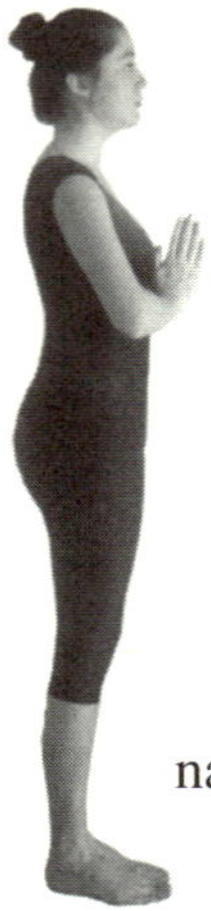

SÉRIE SIMPLES PARA PRÁTICA DIÁRIA

Sûryanamâskar
Saudação ao Sol

Em pé, com os pés juntos, as mãos postas na altura do coração.

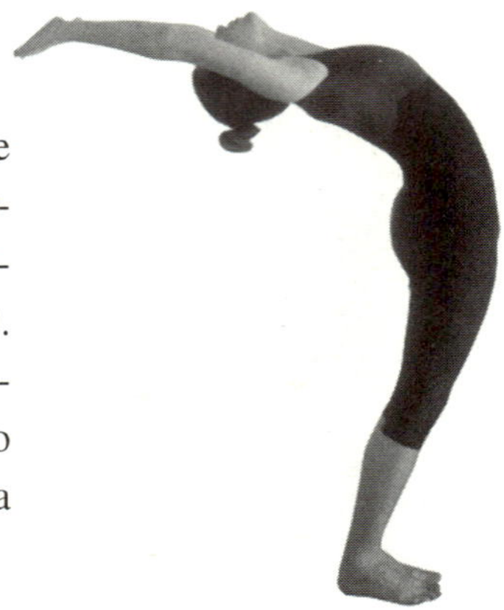

Vá levando os braços para cima e para trás, inspirando, curvando o corpo e, simultaneamente, fazendo um triângulo com as mãos (*trimurti-mudrâ*). Fique na posição, no *âsana*, com a respiração presa e conte até dez, fazendo o ritmo de contagem que agüentar para a permanência.

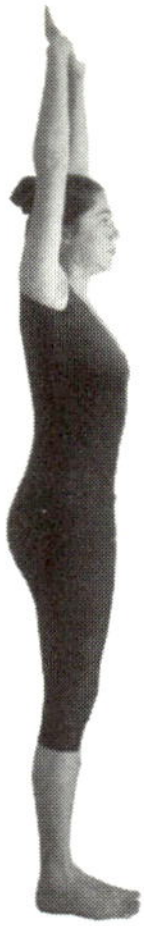

Volte com a respiração presa e estique bem os braços na linha das orelhas. As mãos ainda com o *trimurti-mudrâ*.

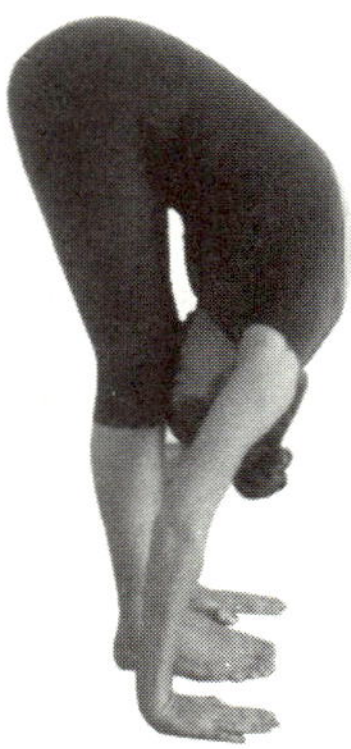

Vá descendo para a frente, soltando o ar junto com o movimento. Separe as mãos, colocando-as ao lado dos pés, levando a testa em direção aos joelhos, os quais, se necessário, podem ficar ligeiramente dobrados. Prenda a respiração com os pulmões vazios e conte até dez, permanecendo assim no *âsana*.

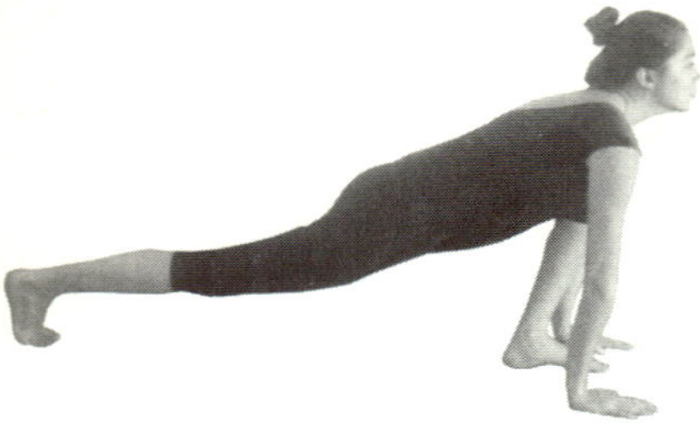

Leve a perna direita para trás, inspirando, e levante a cabeça, olhando para a frente. Permaneça no *âsana* contando até dez, com a respiração presa e os pulmões cheios.

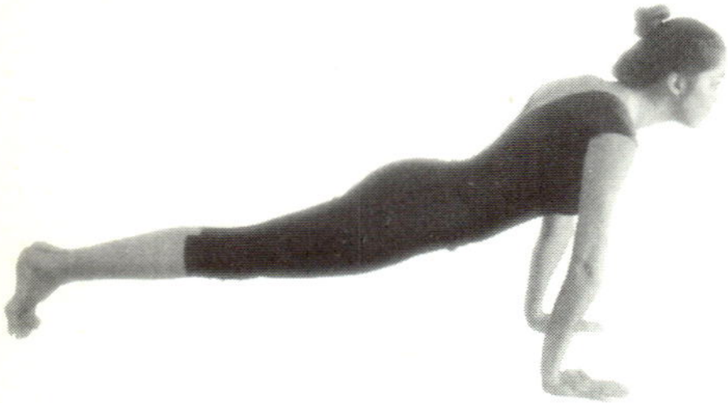

Leve a perna esquerda também para trás, ainda com a respiração presa.

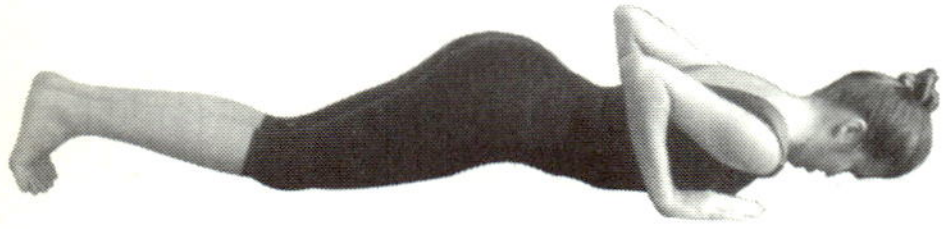

Desça como se fosse fazer flexão de braços, soltando o ar, porém colocando as pontas dos pés, os joelhos, o peito e a testa no chão. Os quadris ficam ligeiramente empinados para cima e o abdômen não se encosta ao chão. Permaneça contando até dez, com a respiração presa e os pulmões vazios.

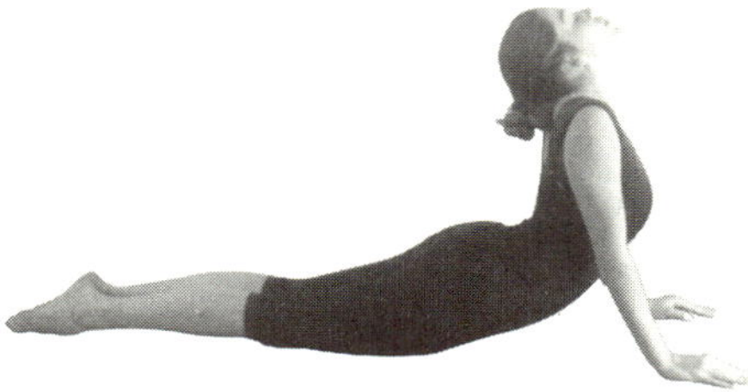

Coloque a parte anterior dos pés no chão, desça os quadris, erga o tórax, inspirando, esticando os cotovelos e levando a cabeça para trás. Permaneça contando dez com os pulmões cheios.

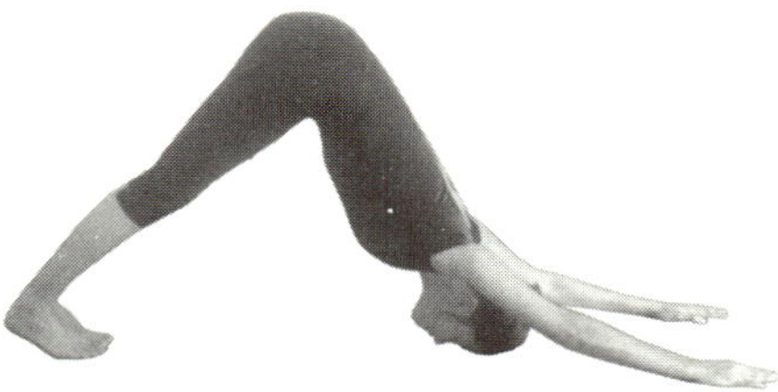

Coloque novamente as pontas dos pés no chão e inverta a posição, sem tirar as mãos do lugar, levando os quadris bem para trás, soltando o ar, trazendo a cabeça para o chão, forçando os calcanhares para baixo. Permaneça dez tempos sem ar.

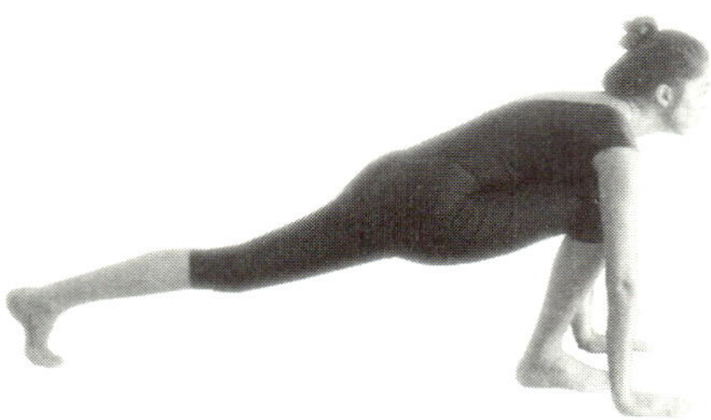

Vá voltando com o corpo para a frente. Aproveitando o impulso, traga o pé direito bem para a frente, próximo das mãos e entre elas, inspirando e permanecendo dez tempos com a respiração presa.

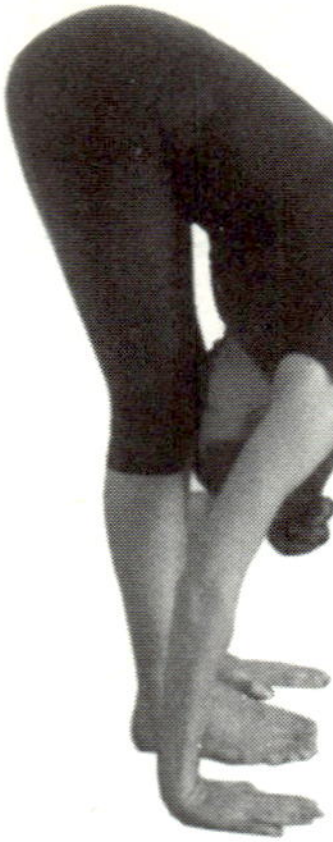

Traga o pé esquerdo para junto do direito, estique os joelhos, quanto der, soltando o ar, levando novamente a testa em direção aos joelhos. Permaneça sem ar dez tempos.

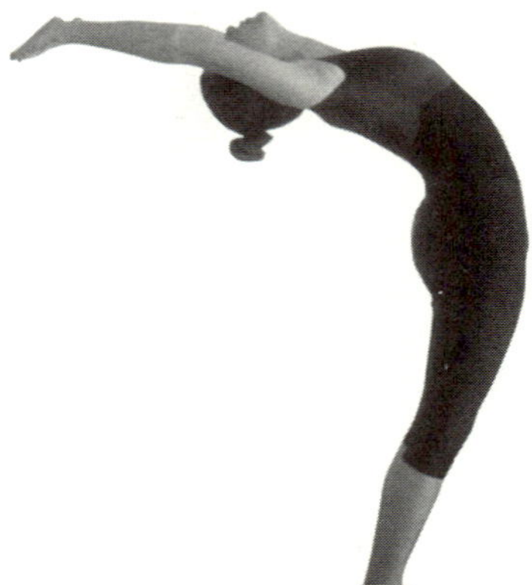

Faça o triângulo com as mãos, *trimurti-mudrâ*, na frente dos pés e erga o corpo, arrastando as mãos por ele, com os cotovelos dobrados, inspirando, até chegar novamente lá atrás com os braços esticados e o *trimurti-mudrâ* nas mãos, permanecendo dez tempos com os pulmões cheios.

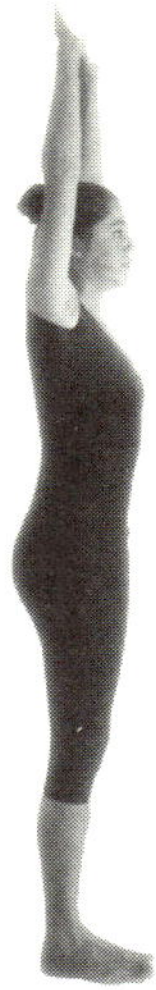

Volte, estique os braços, na linha das orelhas, com as mãos ainda em *trimurti-mudrâ*, acima da cabeça.

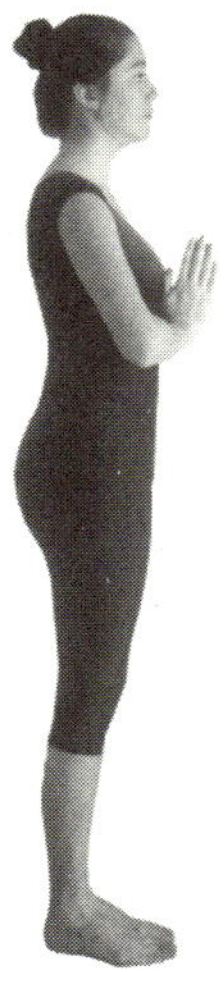

Una as palmas das mãos, descendo-as postas pela frente do rosto, soltando o ar, trazendo-as até a altura do coração. Respire e relaxe.

Aqui termina o *Sûryanamâskar.* Repita se desejar, indo e voltando com a perna esquerda.

ACRESCENTE AGORA MAIS ESTES ÂSANAS:

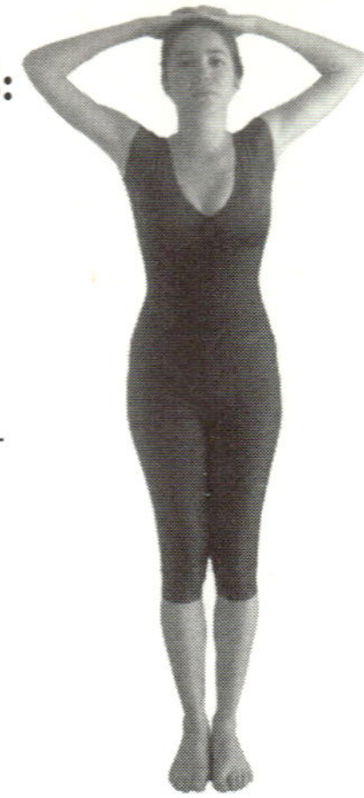

Nitambhâsana
Pose Lateral

Com os pés unidos, as mãos com os dedos cruzados, sobre a cabeça, comece soltando o ar.

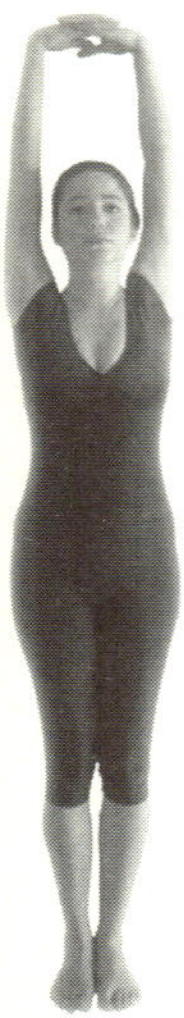

Estique os braços na linha das orelhas com os dedos ainda cruzados, inspirando e levando o tronco para o lado. Permaneça dez tempos.

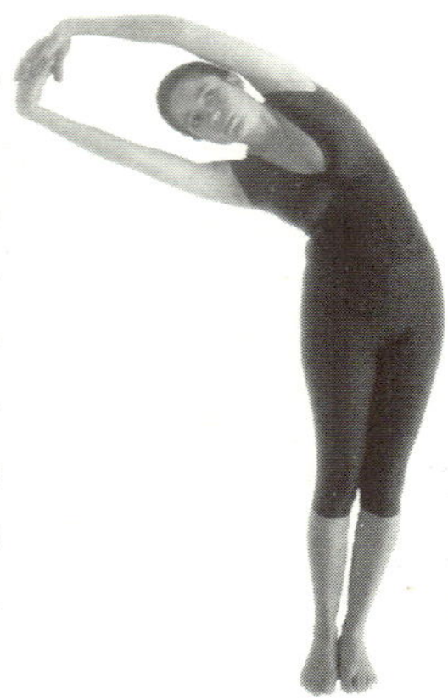

Volte soltando o ar, colocando as mãos novamente sobre a cabeça. Torne a inspirar erguendo os braços, repetindo a mesma postura e permanência para o outro lado. Volte soltando o ar, colocando as mãos sobre a cabeça. Para terminar, estique os braços para cima e abra-os pelos lados do corpo, descendo-os, soltando o ar. Relaxe.

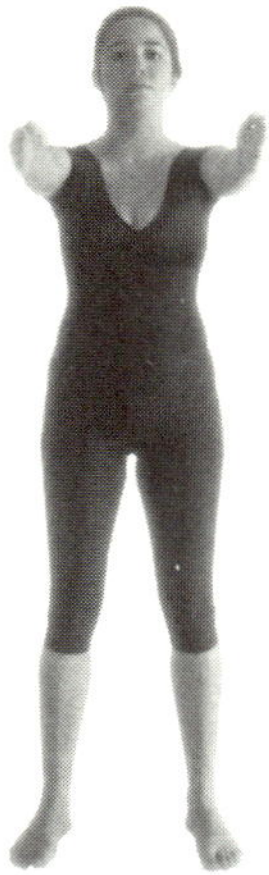

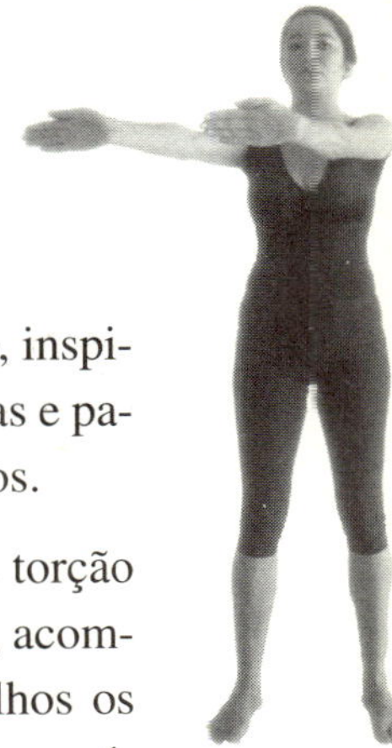

Purnâsana
Torção

Levante os braços pela frente, inspirando, as palmas das mãos abertas e paralelas. Pare na altura dos ombros.

Dobre os pulsos e comece a torção para o lado direito, soltando o ar, acompanhando com a cabeça e os olhos os dedos da mão direita, levando-a, ao máximo, para trás. O braço esquerdo acompanha o movimento. Permaneça dez tempos sem ar. Volte inspirando e repita para o outro lado. Volte inspirando e desça os braços soltando o ar. Relaxe.

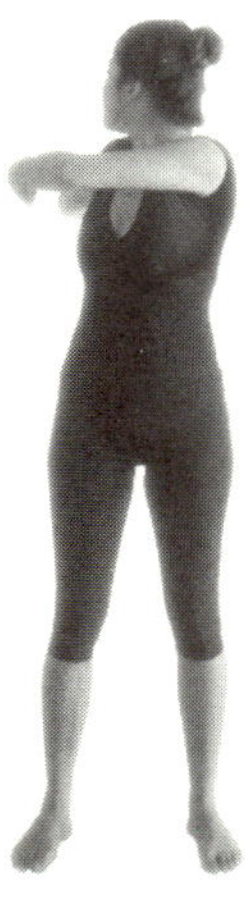

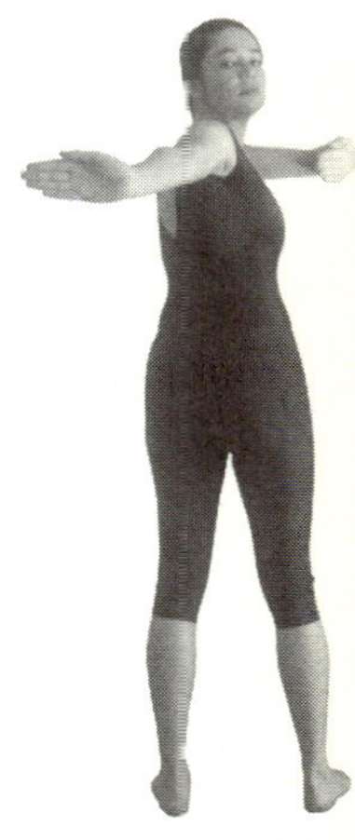

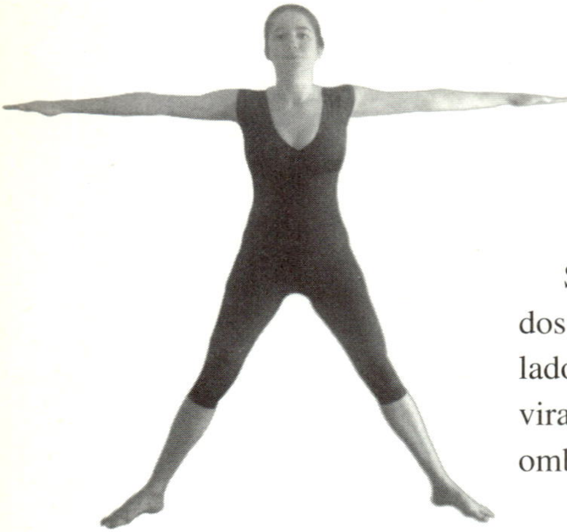

Trikonâsana
Pose do Triângulo

Separe as pernas além da linha dos quadris. Erga os braços pelos lados, inspirando, com as palmas viradas para baixo, até a altura dos ombros.

Desça, soltando o ar, colocando a mão direita ao lado de dentro do pé direito. O braço esquerdo fica erguido, e a cabeça voltada para cima, com os olhos fitando as pontas dos dedos da mão esquerda. Permaneça dez tempos sem ar. Volte inspirando, até os braços ficarem novamente na linha dos ombros. Repita para o outro lado, soltando o ar e permanecendo. Volte inspirando e abaixe os braços soltando o ar. Relaxe.

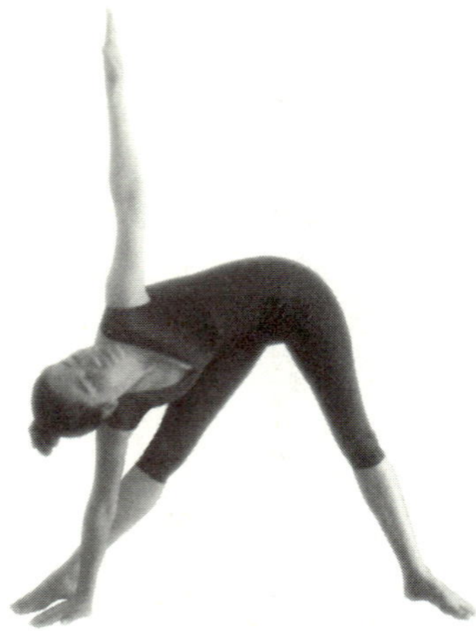

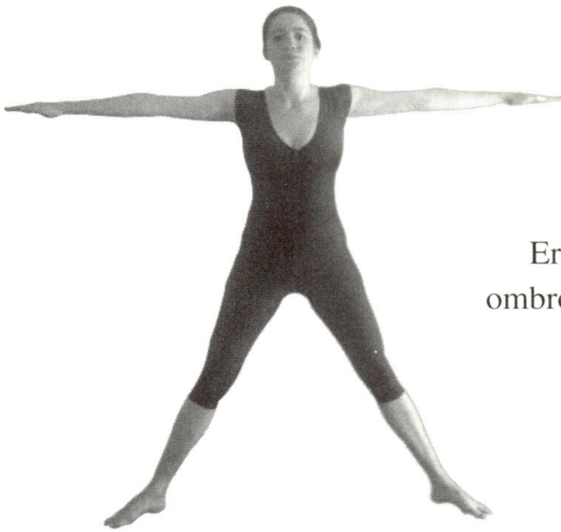

Trikonâsana
Pose do Triângulo,
com variação cruzada

Erga os braços nas linhas dos ombros, inspirando.

Desça soltando o ar, levando a mão esquerda ao lado de dentro do pé direito. O outro braço fica erguido na linha do ombro, a cabeça voltada para cima, os olhos contemplando as pontas dos dedos da mão esquerda. Permaneça dez tempos sem ar. Volte inspirando e repita para o outro lado. Volte inspirando, até os braços chegarem à linha dos ombros, em seguida abaixe-os, soltando o ar. Relaxe.

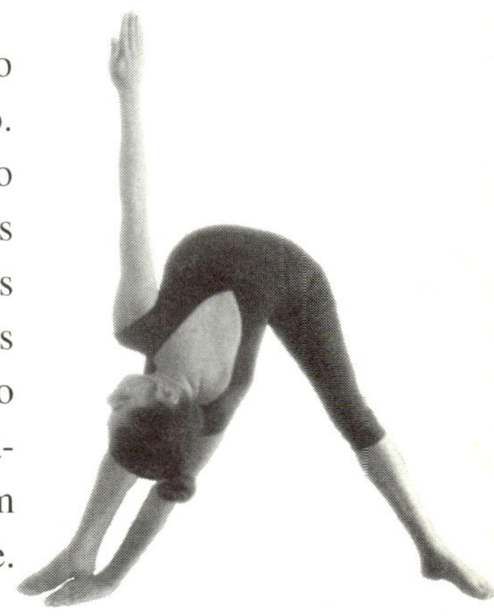

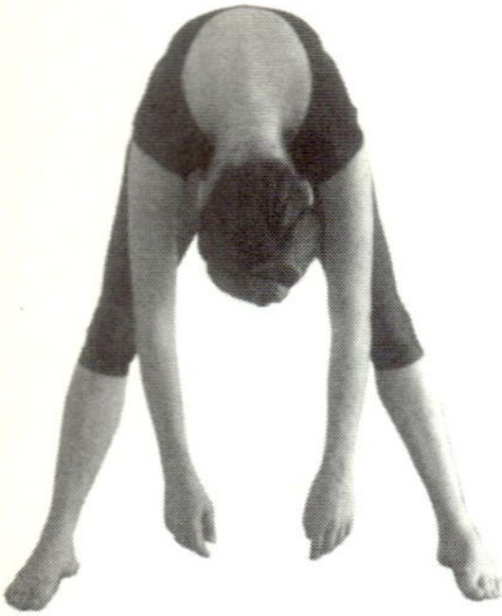

Ainda com as pernas separadas, deixe o corpo pender para a frente. Com o pescoço bem solto, os braços largados, respire normalmente e relaxe a boca, a face, os olhos, a cabeça por dentro. Permaneça quanto tempo quiser. Volte suavemente, erguendo o corpo com a coluna curvada e o queixo encostado no peito, até deixar a coluna ereta.

Se o praticante tiver tempo, para que o trabalho fique ainda mais completo, seria bom acrescentar mais esses *âsanas* que seguem:

Ardha-Matsyâsana – Meia Pose do Peixe

Deite no chão, de costas, com a respiração normal. Apóie-se sobre os cotovelos, os antebraços e as palmas das mãos. Curve as costas, fazendo-as côncavas e apóie a cabeça no chão. As pernas ficam juntas e esticadas. Permaneça dez tempos. Desmanche a postura suavemente e relaxe.

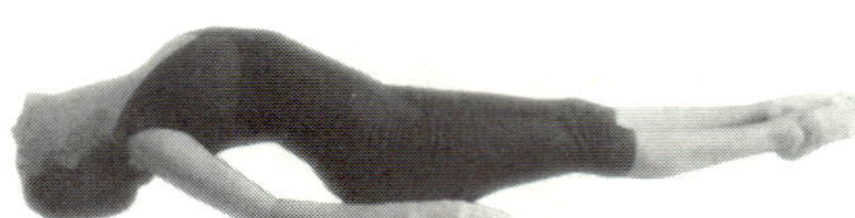

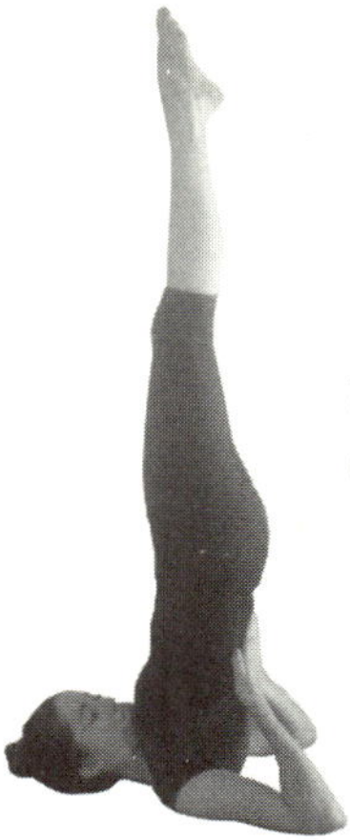

Sarvangâsana
Pose Invertida sobre os Ombros

Eleve o corpo sobre os ombros, deixando as pernas juntas e esticadas para cima. Segure as costas com as mãos, deixando a respiração suave.

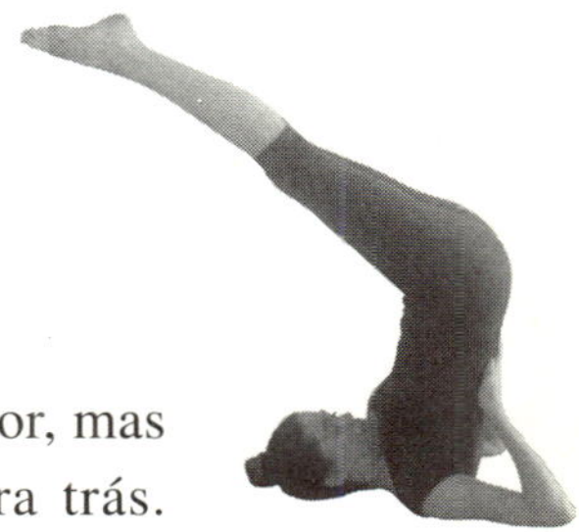

Viparitâ-Karani
Pose da Foice

Semelhante ao *âsana* anterior, mas com as pernas inclinadas para trás. Respiração suave.

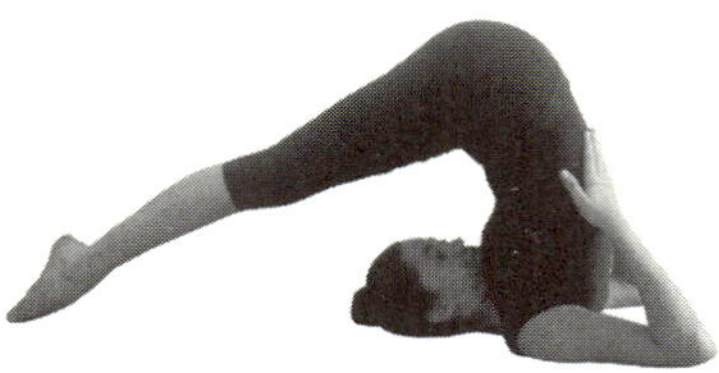

Halâsana
Pose do Arado

Partindo da postura anterior, tente levar o peito dos pés ao chão com as pernas juntas e esticadas. Respiração suave.

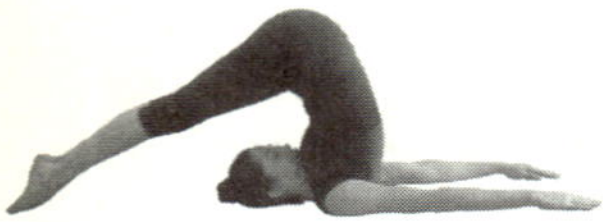

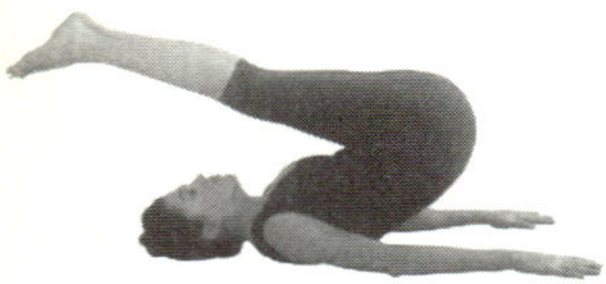

As três posturas anteriores podem ser desfeitas, apoiando-se os braços e as palmas das mãos no chão. Importante é descer lentamente, massageando vértebra por vértebra.

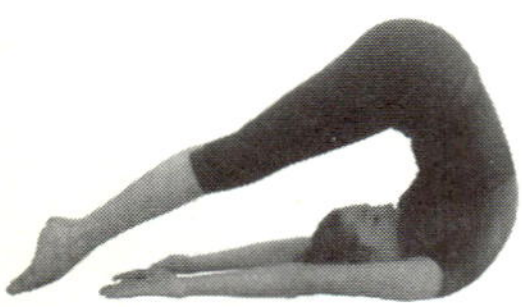

Opção mais difícil é o praticante levar os braços pelos lados, até a linha da cabeça, no chão, fazendo o *trimurti-mudrâ*.

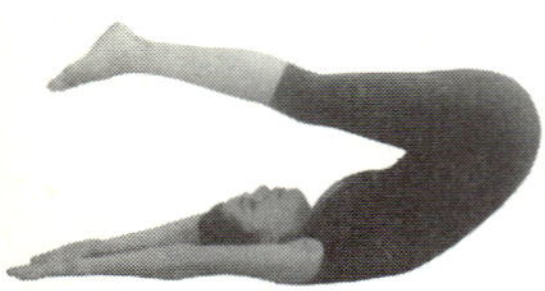

Tentar descer lentamente com os braços assim.

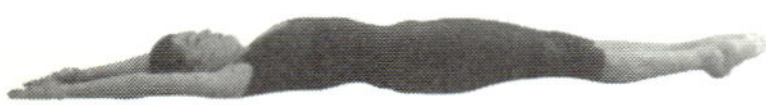

Fazer um longo esticamento final.

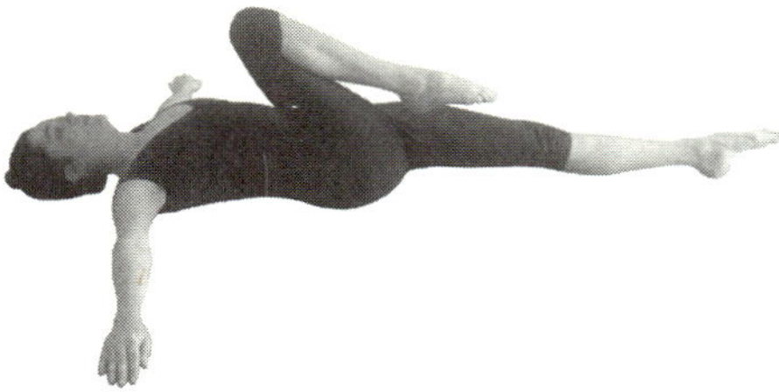

Partindo do esticamento, abra os braços na linha dos ombros, com as palmas das mãos para o chão e dobre o joelho direito inspirando e aproximando-o do abdômen.

Gire os quadris para o lado esquerdo, soltando o ar, tentando encostar o joelho no chão. Vire a cabeça para o lado direito, olhando para a palma da mão. Permaneça com os pulmões vazios dez tempos. Volte inspirando. Estique a perna direita para o chão, soltando o ar. Repita da mesma maneira para o outro lado e, por fim, relaxe.

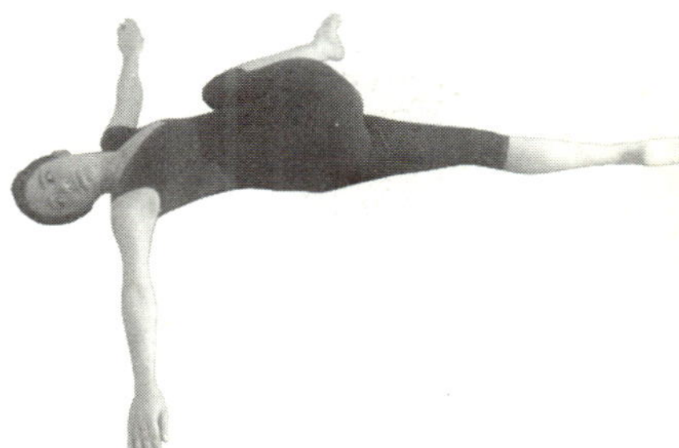

Observem agora alguns *âsanas* mais difíceis e belos, que não aconselhamos ser praticados sem a orientação de um bom professor – e que, por isso, não explicaremos como fazê-los.

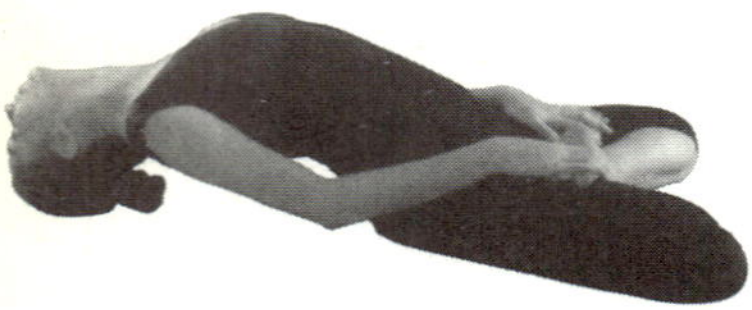

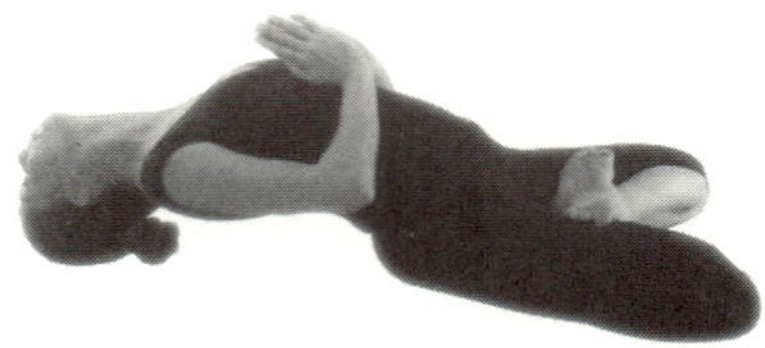

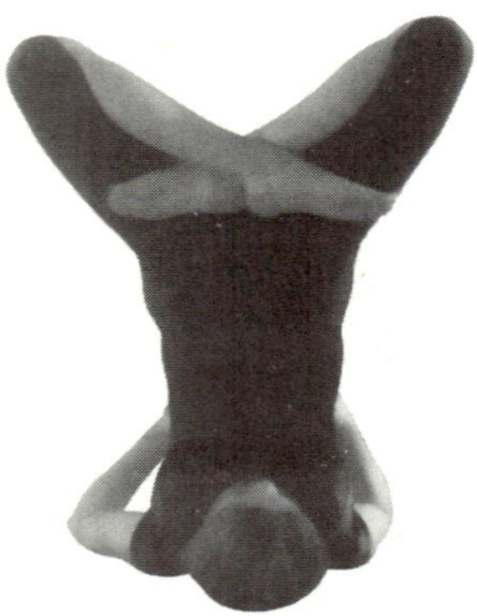

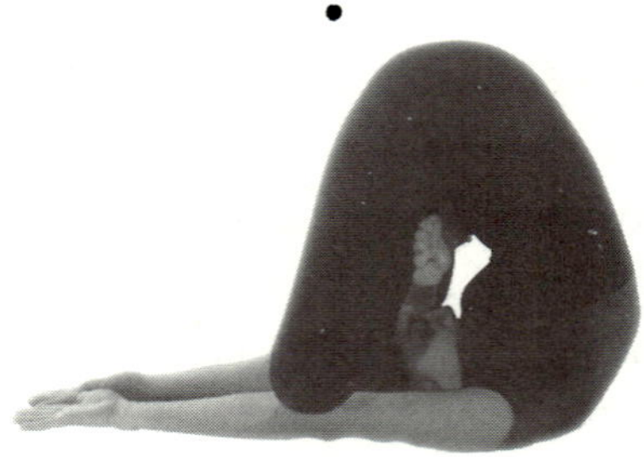

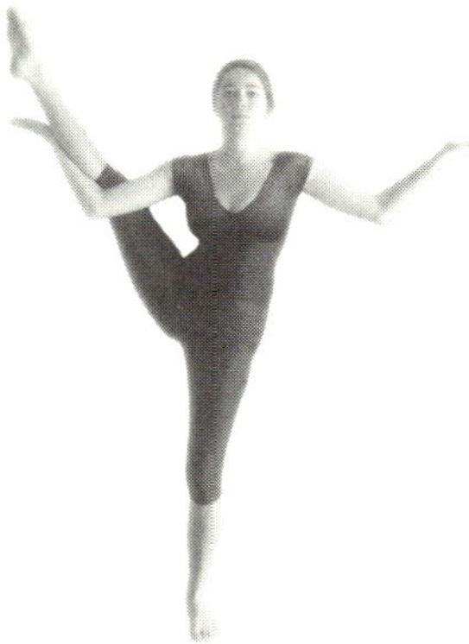

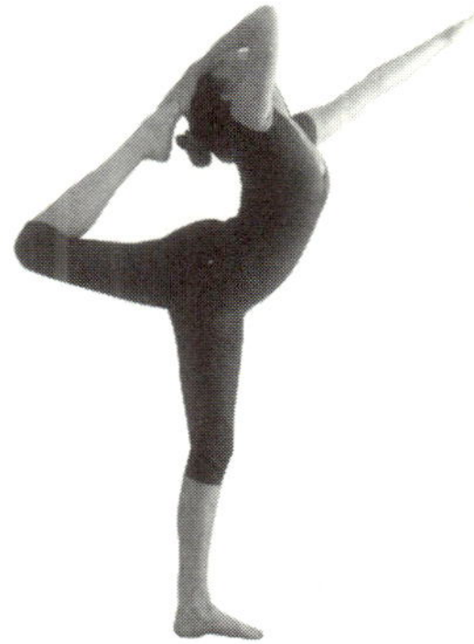

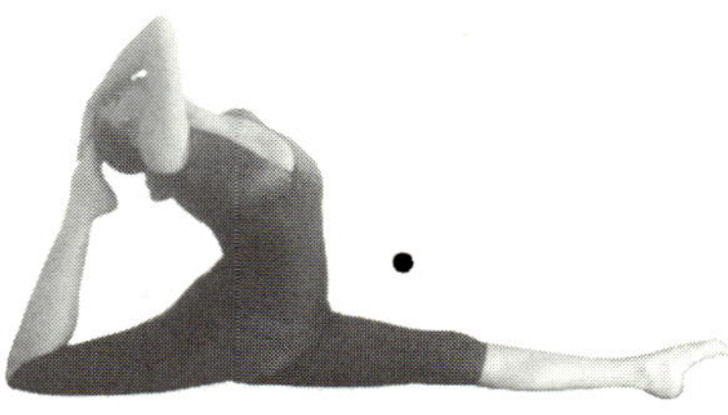

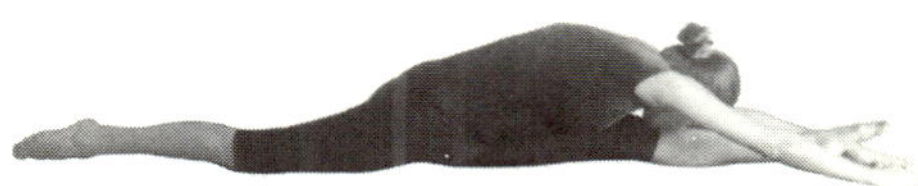

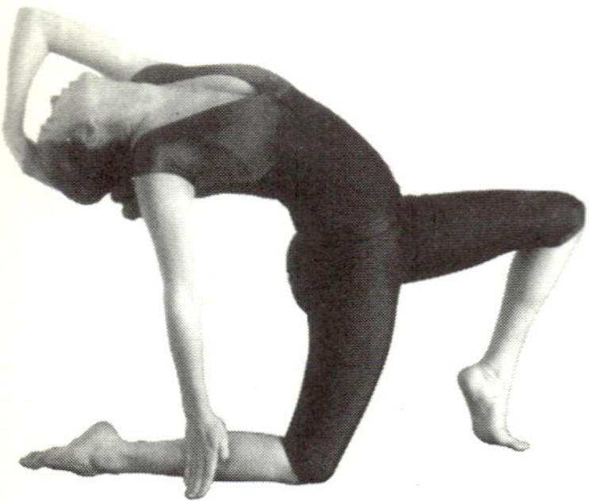

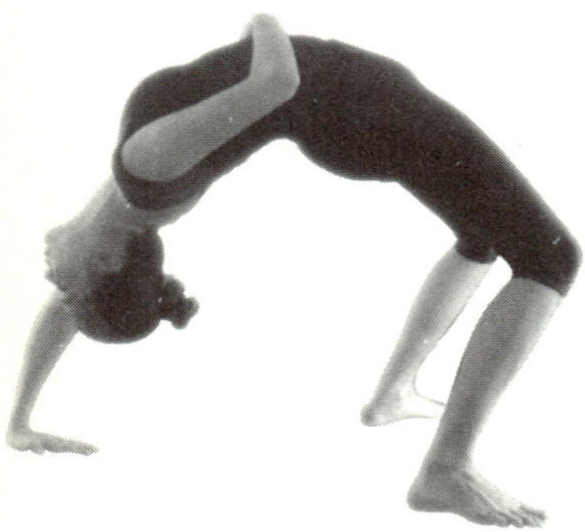

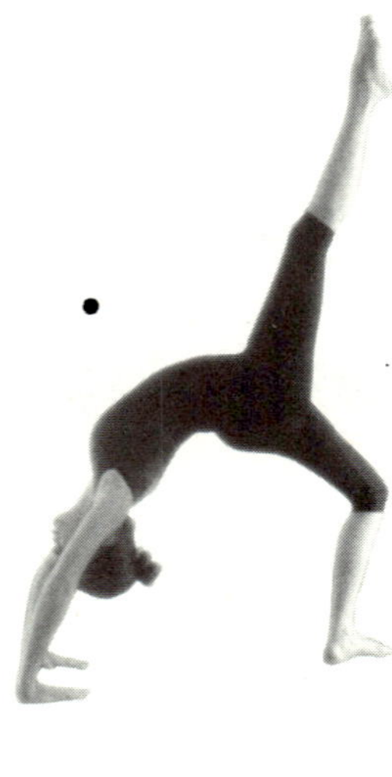

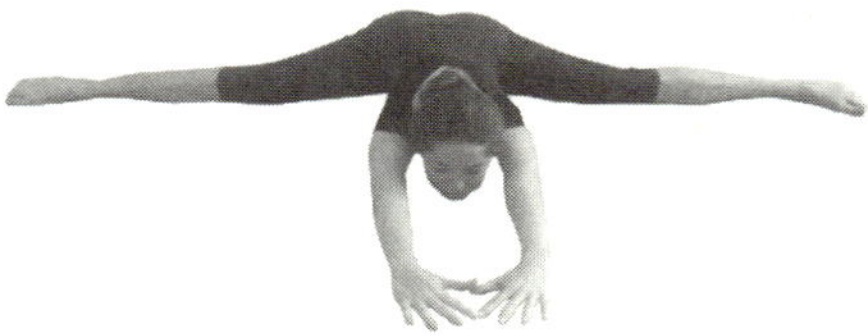

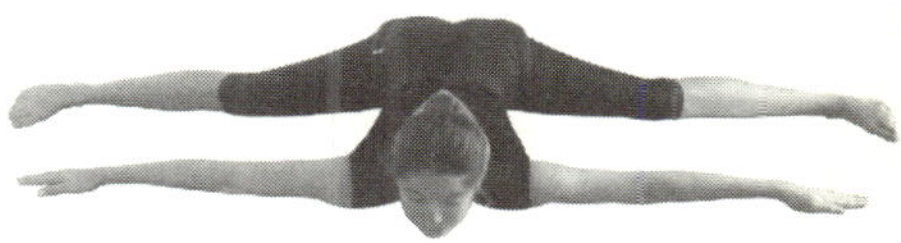

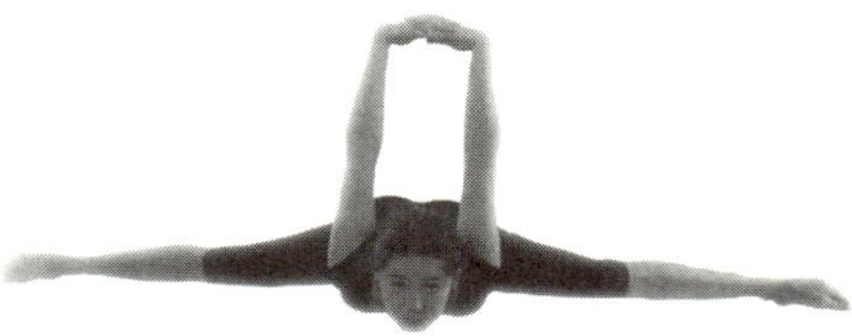

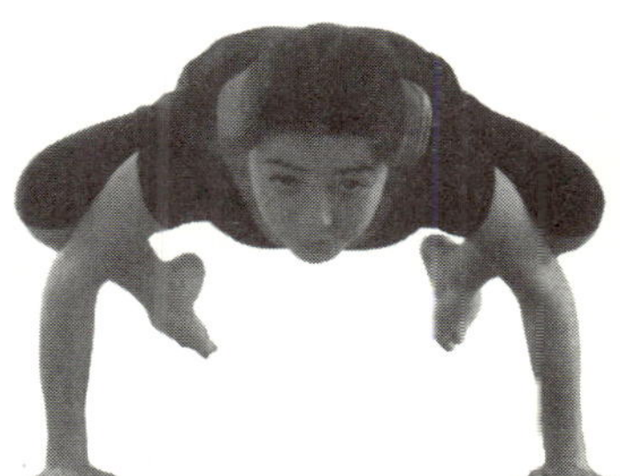

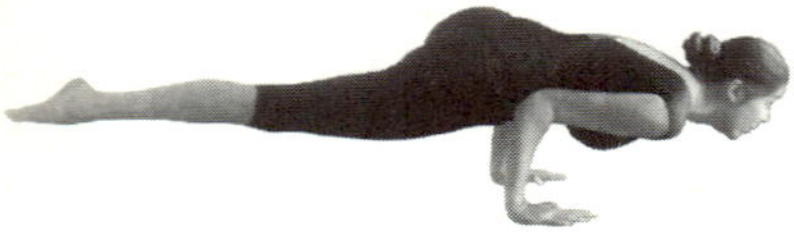

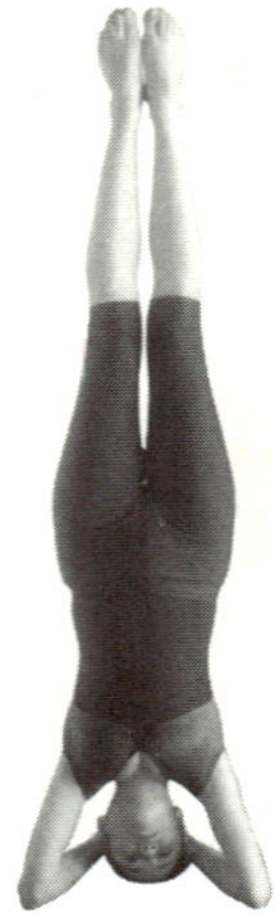

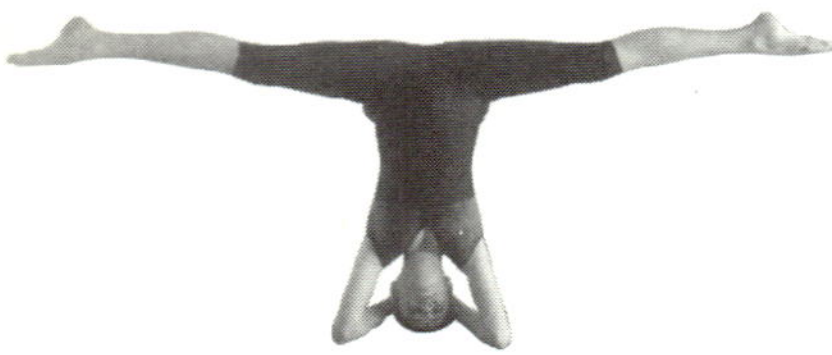

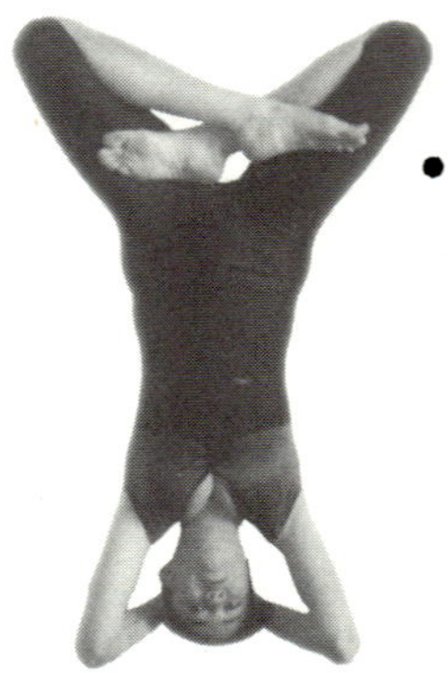

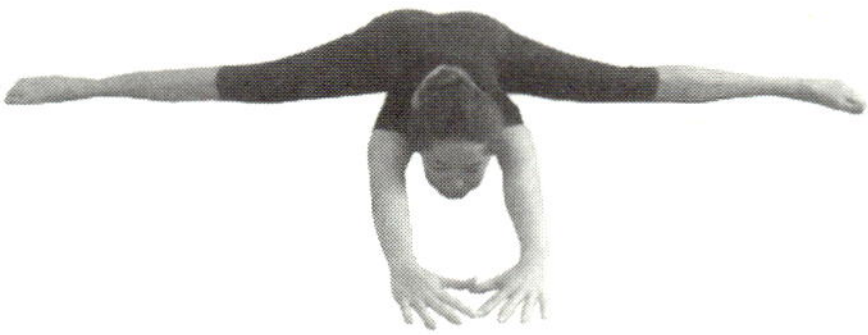

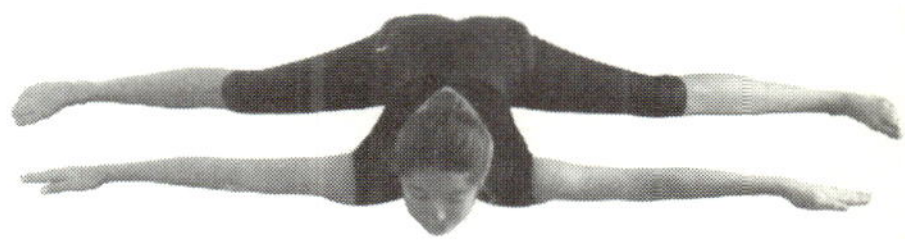

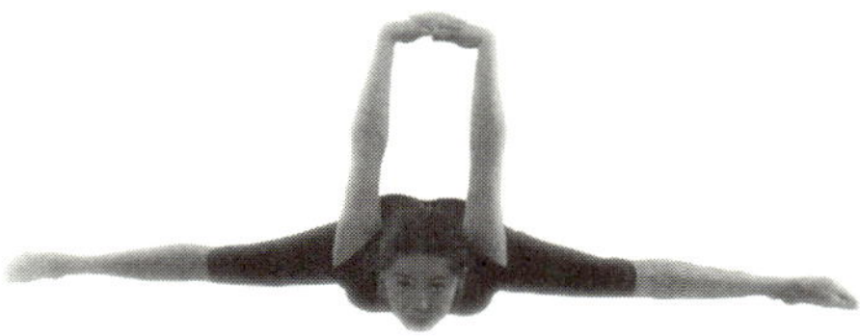

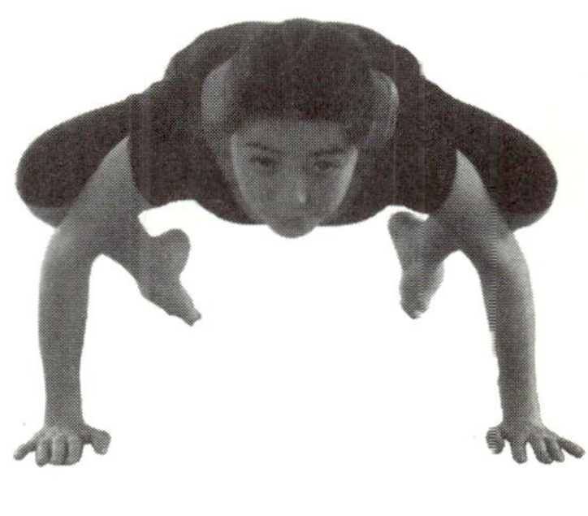

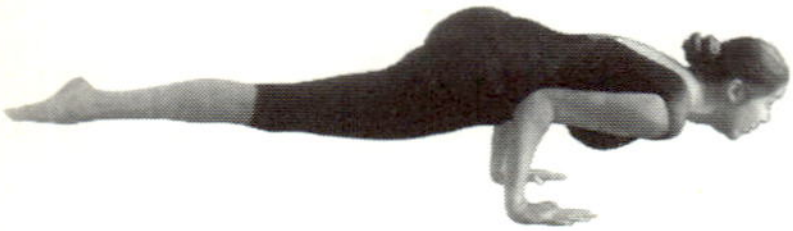

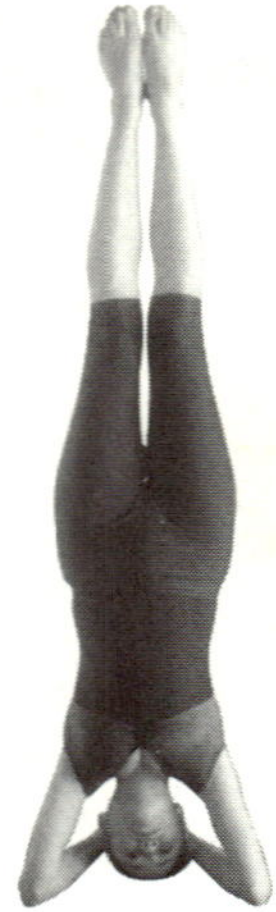

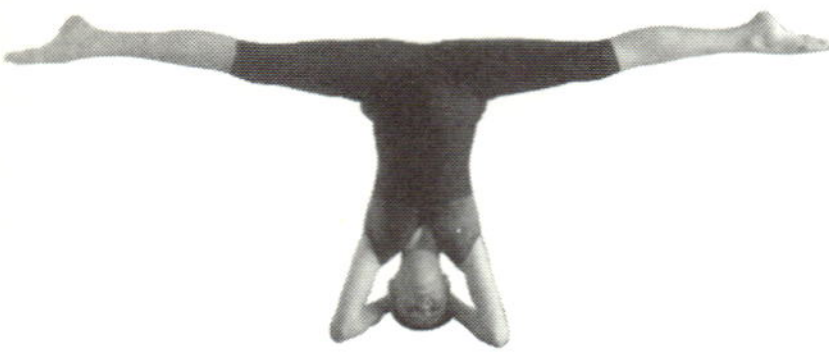

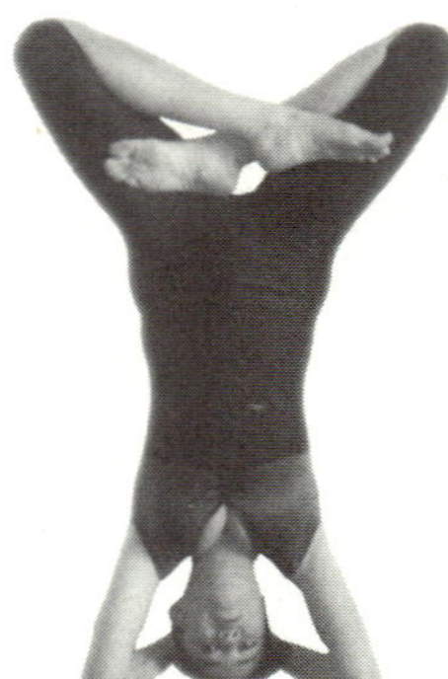

Finalmente, chegamos ao início do caminho óctuplo do Yoga Clássico. Início porque, se vocês se lembrarem, estamos descrevendo o caminho do final (oitava parte) para o começo, com exceção da primeira parte, que explicaremos antes da segunda, para o melhor entendimento dos leitores, conforme explicamos na página 16. Portanto, chegamos à ética do Yoga, aos princípios morais e espirituais: Yama, que é a primeira parte, e Niyama, a segunda.

A INTEGRIDADE MORAL É ESSENCIAL PARA A PRÁTICA DO YOGA SER BEM-SUCEDIDA.

YAMA

Yama compreende os seguintes princípios morais:

Ahimsa – que significa não-violência.

Satya – veracidade.

Asteya – não roubar.

Bramacharya – equilíbrio sexual, ou abstinência sexual.

Aparigraha – não desejar o desnecessário.

NIYAMA

Niyama compreende as seguintes observâncias:

Sauchan – purificação.

Santosha – contentamento.

Tapas – auto-direcionamento, querer, força de vontade, disciplina.

Svâdhyâya – auto-análise.

Îshvara-pranidhâna – devoção.

PRIMEIRA PARTE

YAMA – Princípios

No âmbito social e cultural, o yogi também precisa aprender a ter domínio sobre si mesmo e a ter domínio na sua relação com os outros, assim como a ter respeito pelas pessoas com quem convive. Precisa aprender a mudar, a se transformar, para melhor. É necessário ficar explícito que, para atingir seu objetivo, é essencial uma evolução espiritual.

Esses princípios, os *yamas*, foram ensinados muito antes de Cristo e perceberemos que Jesus também advogava em favor dos mesmos.

AHIMSA

Ahimsa, o primeiro preceito do *Yama*, significa não-violência.

O yogi precisa aprender a ser calmo, manso, sereno, compreensivo, para poder atingir o seu objetivo, o *samâdhi*, a União com Deus. Aprende que deve respeitar a natureza, os animais e o próprio homem. Em hipótese alguma deve ser violento. Deve ser tolerante, saber que as pessoas são diferentes e que o respeito ao outro é fundamental. Mas a não-violência e o respeito a si mesmo também são essenciais. Muitas pessoas respeitam a natureza, sabem que ela é necessária para a nossa própria sobrevivência, não poluem os rios, os mares, o ar que respiramos, mas acabam se violentando quando fumam ou bebem em excesso. Tomar um ou dois copos de cerveja, ou de vinho, não faz mal. Desaconselhável é se autodestruir comendo em excesso, ou ingerindo alimentos inadequados, gordurosos, tomando 12 litros ou mais de cerveja, ou muitos de vinho, ou de outras bebidas ainda mais prejudiciais – será que se beberiam tantos litros assim se fossem de água? Desaconselhável é se autodestruir fumando vários maços de cigarro por dia, ou drogando-se, inclusive até a morte. Se uma pessoa obrigasse uma outra a fumar três maços de cigarro por dia, ou mesmo um, ela estaria cometendo uma violência contra a outra. Assim, quando a própria pessoa faz isso consigo, também se violenta, destrói o seu próprio organismo. Os animais fazem parte da natureza e são mais sábios do que nós. Eles não se autoviolentam. Quando não sentem fome, não comem; quando não sentem sede, não bebem. Eles não desperdiçam e a sobra até pode ser compartilhada. O homem também faz parte da natureza e é uma espécie de animal. Contudo, muitos são vingativos e violentam tanto por meio de ofensas, agressões físicas e uso de armas mortais quanto por meio de diversas atitudes nocivas contra si e os outros.

SATYA

Satya, o segundo preceito do *Yama*, significa veracidade.

O yogue aprende que precisa ser verdadeiro com os outros e também consigo mesmo. A veracidade faz muita falta ao equilíbrio da vida social como um importantíssimo preceito espiritual. Com algumas simples perguntas, exemplificaremos. Podemos confiar em todos os alimentos industrializados que compramos, em termos das informações contidas no produto? Podemos confiar nas propagandas que os promovem? Podemos acreditar em tudo o que nos é dito e garantido? Ah, se as pessoas fossem pelo menos verdadeiras, quanto não evoluiríamos e nos beneficiaríamos?

Por isso, ser verdadeiro é fundamental para o crescimento espiritual de cada um e de todos. Entretanto, este é um preceito que não deve ser levado ao pé da letra, pois vamos nos deparar com uma lição que necessita de discernimento. Não podemos revelar a um assassino onde sua próxima vítima se escondeu, mesmo que saibamos. Fundamental é não mentirmos para nós mesmos e tentarmos, dentro da medida do possível, ser os mais verdadeiros possível com os outros. Na sociedade atual, as pessoas boas não podem se mostrar. As pessoas inocentes e puras que, como num livro aberto, mostram o seu interior podem ser extremamente prejudicadas. Esse plano de existência ainda está muito longe de uma plena evolução espiritual. A tecnologia evoluiu, mas, infelizmente, a espiritualidade não acompanhou essa evolução. A violência impera no planeta e a falsidade também. Contudo, o mais importante é que muitos já praticam a não-violência e a veracidade.

ASTEYA

Asteya, o terceiro preceito do *Yama*, significa não roubar.

Parece simples, não? Mas muitas pessoas roubam, desde um simples lápis, até o dinheiro do povo. Quando falarmos sobre *aparigraha* este preceito ficará mais bem explicado.

APARIGRAHA

Aparigraha, o quarto preceito do *Yama*, significa não desejar o desnecessário. E não desejar o que pertence ao outro.

Seria tão bom se as crianças aprendessem isso. Às vezes uma criança chega em casa com uma pequena borracha, trazida do colégio. É muito importante que os pais atentem para isso, e se ela tiver achado no chão da sala de aula, fazer com que devolva ao professor. Importante é dizer com delicadeza, explicando que aquilo não lhe pertence, que a pequena borracha tem dono e que ele pode ser encontrado. Ninguém nasce ladrão. Assim como ninguém nasce mal ou mentiroso. Se a educação moral começasse cedo – e o ideal seria que ela existisse tanto em casa quanto no colégio – teríamos muito mais pessoas íntegras neste mundo. Sabemos que a injustiça social de um país como o nosso dificulta muito a educação. Quando uma pessoa não tem norma de conduta, ela rouba com muita facilidade, mata com muita facilidade, seja rica ou pobre. O egoísmo e o individualismo se instalam por falta de uma boa orientação moral. Nós somos um todo e fazemos parte de uma grande teia de relações. Uns interferem nos outros. Já imaginaram se aqueles políticos que roubam não roubassem? Se as pessoas não desejassem ter tantas coisas desnecessárias, em detrimento das que têm tão pouco? Sabemos que a injustiça social também é muito grande no planeta, e que as diferenciações neste sentido são tanto entre pessoas quanto entre países (desenvolvidos X em desenvolvimento). Para que tudo melhore, um imenso e contagiante querer de mudança em busca da evolução espiritual precisaria surgir e a prática dessa mudança também. Estando ciente de que cada indivíduo influencia na evolução do todo, assim como o todo influencia na evolução de cada um, o importante é que cada um de nós dê a sua contribuição, tentando mudar pelo menos a si, em busca dessa evolução. Imaginemos uma panela com milhos para pipoca, ao ser colocada no fogo: um milho pipoca, depois um outro e outro, até que a panela com milhos fica cheia de pipocas. Se uma pessoa tentasse melhorar, e outra, e mais outra, cada vez mais pessoas melhorariam; então, uma grande transformação aconteceria – assim como os milhos, que deixaram de ser milhos e passaram a ser pipocas, um grande salto de evolução espiritual surgiria.●

Sempre que falamos sobre isso me lembro de São Francisco de Assis, que era um Iluminado. São Francisco era muito rico, pois pertencia a uma família próspera. Tinha tudo o que desejasse. Mas, num estranho dia, ele desceu ao porão da fábrica de tecidos tingidos da família, e ficou arrasado com o que viu: pessoas trabalhando para seus pais, mas doentes, intoxicadas, maltratadas, devido àquele ofício. São Francisco colocou-se no lugar delas e sofreu com elas, não fez distinção nem achou que fosse melhor do que elas, e abominou o excesso que possuía, porque muitos passavam fome, ficavam doentes e até morriam, para que ele e sua família pudessem possuir de tudo. Não conseguiu compreender como podia ser assim. Então, renunciou às posses. Entregou todos os seus pertences, ficou nu e foi embora. Mais tarde, já como um simples irmão franciscano, possuindo apenas o estritamente necessário para a sua sobrevivência, ele se admirou e exclamou ao passar por uma feira de objetos, junto com seus seguidores "Meu Deus! Quanta coisa de que eu não preciso!"

Nada, nada neste mundo nos pertence, nem o próprio corpo que habitamos. Estamos aqui para aprender e para evoluir espiritualmente. Isso não significa que não devamos trabalhar e lutar para termos o necessário para a nossa sobrevivência, com conforto. Ninguém precisa ser como São Francisco, que era um grande *karma-yogue*: aquele que dedica sua vida em prol de ajudar os verdadeiramente necessitados – *karma* quer dizer ação, ação também de ajudar. São Francisco cuidava de pessoas doentes e leprosas. Se tantos não possuíssem em excesso, muitos poderiam ter uma vida mais decente, com direito a um teto para morar, a um carro simples, a uma alimentação saudável, à educação, à saúde. Trabalhar faz bem tanto para a saúde física quanto para a mental. Comprar o necessário à custa do próprio trabalho é muito bom e gratificante. Mas o excesso de apego às coisas materiais não é bom, porque, quando sairmos deste plano material, não poderemos levar nada conosco, nem o nosso corpo. Mas isso não quer dizer que não devamos cuidar dele ou daquilo que temos. Importante é dar valor ao que conquistamos e ter carinho por tudo o que conseguimos ou que nos foi dado, porque enquanto estiver conosco nos pertence. Vamos exemplificar melhor: se moramos numa casa alugada, enquanto estivermos nessa casa, ela nos pertence; portanto, devemos cuidar dela como se assim fosse, com todo o carinho e zelo. Muitas pessoas pensam que são donas de uma casa, porque a compraram. Mas quantos perdem o que possuíam, seja por acidente ou por um outro motivo qualquer? Não estamos dizendo que as leis de compra e venda não precisam ser respeitadas, ou que não devamos comprar uma casa. Seria maravilhoso se todos pudessem viver dentro do seu próprio teto, sem pagar aluguel. Estamos apenas filosofando que, neste plano material, nada nos pertence. Quantas vezes já não vimos uma pessoa sofrendo e se lamentando porque tinha perdido uma simples pulseirinha, por exemplo?

Aparigraha é o desenvolvimento desse não-apego às coisas materiais, com a consciência de que devemos dar valor ao que conseguimos ou ganhamos ou recebemos emprestado; entretanto, ciente de que nada nos pertence; contudo, enquanto estiverem conosco, nos pertencem.

BRAHMACHARYA

Brahmacharya, o quinto preceito do *Yama*, significa equilíbrio sexual, ou abstinência sexual.

O yogi procura o equilíbrio, a harmonia, e procura isso também em relação ao sexo. Muitos pensam que os praticantes de yoga não transam, mas não é bem assim. A promiscuidade e os excessos sexuais não são saudáveis, por isso não são aconselhados. A liberdade sexual é necessária, porque precisamos dela para encontrar o nosso par ideal. O sexo seguro, com amor e respeito, é muito bem aceito, e a permissividade em relação aos diversos tipos de carinho, ativando as zonas erógenas do corpo, para um sexo mais completo e prazeroso, também. **Antes as pessoas se amassem mais, se acariciassem mais do que se violentassem.**

Bramacharya também significa abstinência sexual. Existem praticantes de yoga que desejam obter um grande domínio sobre o corpo e sobre a mente e, por conseguinte, sobre as emoções. Como, por exemplo, obter o domínio sobre a temperatura do corpo; neste caso, geralmente esses praticantes são monges da Índia, ou do Tibet. Esta prática se chama Yoga do Fogo, e eles conseguem isso com práticas de respiração e meditação, ativando a energia *kundalinî*, que é uma energia ígnea, quente e sexual, condensada no *chakra Mûlâdhâra*, o *chakra* raiz, que fica localizado na base da coluna. Eles conseguem um domínio tão perfeito, que são testados, sentados sobre a neve, sem roupa, apenas com uma pequena canga. Outros monges yogis chegam com uma toalha molhada no gelo, e eles passam pela prova secando a toalha com o calor que vão produzindo no corpo. Acontece que para se ter este imenso domínio, não se pode desgastar a energia *kundalinî* com práticas de sexo, nem sequer com masturbação. Outro exemplo são os yogis que conseguem o domínio dos batimentos cardíacos, da pressão arterial e que diminuem a tal ponto a respiração que podem por algum tempo ser enterrados vivos. Realmente é um incrível domínio sobre o corpo, a mente e o emocional. O praticante não pode ter medo de morrer. O ideal é não ter qualquer laço emocional muito forte, seja com família ou companheiro. Por tudo isso, em certas linhas de yoga, é preciso seguir a abstinência sexual. Não que o sexo seja proibido, ou pecaminoso, apenas escolhe-se entre atingir o objetivo perseguido e o desgaste da energia sexual. Cada um sabe o que é mais importante para si. E será que praticando isso eles vão conseguir atingir o *samâdhi* (a união com Deus)? Só Deus sabe. O importante é respeitarmos cada um no seu degrau de evolução e de busca espiritual.

SEGUNDA PARTE

NIYAMA – Observâncias.

São as práticas que precisam ser introduzidas na vida de quem deseja ser um yogue.

SAUCHAN

Sauchan, a primeira observância do *Niyama*, significa purificação.

Purificação do corpo e da mente. O nosso corpo é a morada temporária da nossa alma. Os yogis sempre praticaram o *sauchan*. Na época não havia pasta de dentes, tampouco escova, chuveiro, sabonete, mas eles banhavam-se, faziam limpeza no interior do seu organismo, com o intuito de preservar a saúde, bebiam água morna para em seguida jogá-la para fora e limpar o estômago, faziam lavagens intestinais com um canudo de bambu mergulhado em água morna: dentro de uma tina introduziam o canudo no ânus e ali, agachados, sugavam a água para os intestinos para depois evacuarem, provocando assim uma limpeza intestinal – tinham este domínio –, limpavam a garganta e as narinas com um barbante que introduziam por uma narina ou outra e puxavam pela boca, faziam jejum para desintoxicação. Essa prática também se denomina *Kriya*; nesse caso, no sentido de limpeza ou de purificação do organismo, pois *Kriya*-Yoga também significa Yoga da ação, a qual explicaremos depois. Mas, como em todas as místicas, também no Yoga aconteceram e ainda acontecem as deturpações e os exageros.

Um pouco de vaidade não faz mal a ninguém, muito pelo contrário. Tratar-se, fazer-se bonito, sem exageros, cuidar-se, faz bem para a própria pessoa e certamente para quem com ela convive. Manter um corpo limpo e bem-tratado faz parte do Yoga. Hoje, temos ao nosso dispor muitos apetrechos para higiene. De vez em quando, fazer um jejum também ajuda a limpar o organismo por dentro. Agora, tratar o corpo como se ele fosse uma lixeira, ingerindo alimentos inadequados, e fumando em excesso, e bebendo em excesso, e drogando-se; enfim, violentando-se, transgride os princípios do Yoga.

Quando viajamos num coletivo e alguém precisa levantar o braço para se segurar, não é desagradável sentir um mau odor perto de nós? Quantas vezes entramos num banheiro público e o encontramos sujo e malcheiroso? Se as pessoas pensassem mais umas nas outras, respeitassem mais umas às outras, todos seríamos beneficiados. O que custa jogar o papel na cesta, ou na privada e puxar a descarga? O que custa não jogar lixo no chão das ruas e sim colocá-lo na lixeira? Por que destruir os orelhões telefônicos que são necessários a tantas pessoas? E quem sabe até à própria pessoa que o destruiu?

O *sauchan* é limpeza ou purificação, tanto pessoal quanto social, seja física ou mental. Ofender os outros além de ser *ahimsa*, violência, é sujeira, é falta de *sauchan*, de pureza interior, de limpeza mental. Então, o *sauchan* implica também na limpeza da mente, praticando a troca dos pensamentos ruins, negativos, por pensamentos bons, positivos.

Falar mal dos outros, julgar negativamente sem um verdadeiro conhecimento dos fatos, ofender, destratar, tudo isso é falta de respeito, de limpeza mental, de purificação espiritual, de pureza, de *sauchan*. O caminho do yogue é corrigir a si mesmo, muito antes de corrigir os outros. Julgar alguém, nem pensar; tentar compreender, ajudar, se for possível, sim. Existe um preceito que se encontra em todas as filosofias e religiões que seguem o bem; por isso, conclui-se que é uma verdade: "Não faça aos outros aquilo que não gostaria que lhe fosse feito". Se apenas este ensinamento fosse seguido, quão maravilhoso seria viver neste mundo!

SANTOSHA

Santosha, a segunda observância do *Niyama*, significa contentamento.

Este preceito dá continuidade ao anterior. Muitos pensam que os praticantes de yoga devem ser sérios, introspectivos e infelizes. Mas isso é um grande engano. O contentamento, a confiança e a positividade são recomendados para aqueles que desejam seguir este caminho. Saber transformar o negativo em positivo é muito importante. Hoje conhecemos que as pessoas intransigentes, mal-humoradas e negativas ficam com a defesa do organismo mais baixa. As pessoas alegres, bem-humoradas, tolerantes e compreensivas adoecem menos, vivem mais e com melhor qualidade de vida. O yoga ensina isso: sempre tentar enxergar as coisas pelo melhor lado, jamais perder a confiança. Pois quem comanda todo o Universo, desde o micro ao macro, sabe o que está fazendo, por mais que às vezes não consigamos compreender. Constantemente recomendamos aos nossos alunos: "Não se aborreçam por muita coisa, quanto mais por pouca!". Importante é saber analisar com tranqüilidade as situações e vivê-las da melhor maneira possível, tentando resolver os problemas com calma, tentando conversar com quem se convive e que muitas vezes nos afeta, desenvolvendo a paciência e a paz interior. Saber conversar é muito importante. Saber escutar também. Procurar uma solução harmônica, mais ainda. Todos temos o direito de falar e de tentar explicar aquilo que nos deixa insatisfeitos. Colocar com muita franqueza as nossas insatisfações, mas com calma, com tranqüilidade e com muita certeza interior, sem ofensas, procurando em consenso uma solução satisfatória é o ideal. Engolir e acumular os problemas dentro de si não é nada saudável. Tentar resolvê-los assim que forem surgindo, contribui muito para a nossa paz. Se não der para resolver logo, sem ansiedade aguarda-se a primeira oportunidade e tenta-se fazê-lo. Uma boa conversa pode devolver a harmonia e a paz ao nosso lar. Quem muito engole e reprime um dia acaba explodindo, e a explosão emocional tampouco é saudável, afeta a quem explode e a quem sofre este tipo de agressão. Nada como tentar viver em paz, em equilíbrio e serenidade, tentando enxergar o melhor lado das coisas. Sabemos que em determinadas circunstâncias conversar fica difícil. Como na situação de um subalterno de um patrão intransigente, por exemplo, ou de um subalterno de um superior militar austero; ou enfim, em circunstâncias parecidas, que somente cada um pode saber.

Nesses casos, a melhor coisa a desenvolver é a certeza interior de que naquele determinado momento quem possui a sabedoria é você; então, "bate-se continência" e deixa-se para lá. Quem tem certeza não precisa discutir; aliás, quem é sábio não discute. Mais tarde analisa com calma a situação, dissolve o problema dentro de si e procura outras coisas na vida que possam trazer compensação, alegria e paz interior. Voltar ao contentamento é o melhor que se pode fazer, pois desenvolve nossa força interior, nossa paz e a nossa felicidade. Quem segue a prática dos preceitos yogues torna-se muito mais forte no nível do emocional. Pois aquele que procura soluções com a mente tranqüila consegue também ser mais criativo e, por conseguinte, mais inteligente.

Vamos exemplificar duas maneiras de se encarar o mesmo fato: duas pessoas estão olhando através de uma janela e percebem que começa a chover. Uma se chateia com a chuva, esbraveja: – Mas que droga de chuva! Detesto sair com chuva! Vou sujar meus sapatos!

A outra aprecia a natureza, compreende que a chuva é necessária, pois molha as plantas, molha os vegetais, que nos alimentam, e limpa o ar das impurezas poluentes; então, fica feliz, escuta o som relaxante da chuva e se harmoniza com ela e com a natureza.

Saber encarar a vida de uma maneira positiva faz bem para a saúde. Cada um vê o mundo com os óculos que usa. E se você não se fizer feliz, quem o fará? *Santosha*, portanto, é a procura, ou melhor, o encontro com o contentamento, com a alegria, com a confiança, a paz, a harmonia e a serenidade.

TAPAS

Tapas, a terceira observância do *Niyama*, é ascese, é o direcionamento, é o querer, é a força de vontade.

Tapas é a boa luta pela vida e pela profunda dedicação à procura da sabedoria, da verdade, da evolução espiritual, da libertação, do *samâdhi*. É aquela força que faz o aluno persistir na prática do Yoga. É a **Ação**.

Ação e Inação fazem parte do dia a dia do praticante de yoga, e no Bahagavad Ghîtâ foram citadas e explicadas.

A **Ação**, *tapas*, é a luta, é a persistência, é o não desistir por pouca coisa, é o ânimo, é a motivação para o alcance do objetivo, é a flexibilidade, é o "jogo de cintura", é a vontade forte, mas sem jamais perder o discernimento.

Muitos pensam que os yogis devem ser completamente passivos, e isso é um grande engano. Existir é agir. O Universo é ação, é processo, é movimento. O yogi deve ser harmônico e equilibrado, deve saber enfrentar a vida, enfrentar os obstáculos, resolver os problemas que surgem, com calma, paz e serenidade, deve ser forte interiormente.

As filosofias orientais na sua essência se parecem. Há um provérbio chinês que ensina:

"Ao nascer, o homem é suave e flexível.

Na sua morte é duro e rígido.

Plantas verdes são tenras e úmidas.

Na sua morte são murchas e secas.

Um arco rígido não vence o combate.

Uma árvore que não se curva, quebra.

O duro e o rígido tombarão.

O suave e flexível sobreviverão".

Já **a Inação** do yogi é quando ele tentou atingir um objetivo escolhido, de todas as formas possíveis e imagináveis, mas honestas, sempre com respeito aos outros, e mesmo assim não conseguiu aquilo que desejava. Então, ele espera e se resigna, porque sabe que não é ele quem manda, mas, sim, as forças Divinas, Kármicas ou Superiores.

Nem sempre podemos realizar tudo o que queremos, e a própria filosofia yogue nos aconselha que evitemos desejar demais para que soframos menos.

Há pouco tempo vimos na televisão a história de uma mãe que tinha muita vontade de visitar Fernando de Noronha, mas o dinheiro nunca sobrava para isso. E não sobrava porque, em vez de ela querer realizar este desejo pensando apenas em si mesma, abdicava de realizá-lo em prol de gastar o dinheiro, que recebia do seu próprio trabalho e do marido, com os filhos: em gastos de colégio, cursos de línguas e de computação, preparando as crianças para enfrentar a vida. Podemos notar que ela teve o seu leque de livre-arbítrio e que preferiu dedicar os seus ganhos à educação dos filhos, em vez de gastá-los consigo mesma.

Quantas pessoas desejam mudar de casa ou de cidade e não podem? Nós vivemos analisando as nossas possibilidades e sempre nos esbarramos em muitas ou algumas restrições ao que desejamos realizar. E, como essa mãe, quantas vezes renunciamos a algumas coisas em prol de outras? Outras vezes, a própria vida, ou melhor,

Deus, nos impede que façamos alguma coisa, para que algo aconteça ou deixe de acontecer no decurso de nossas vidas.

É importante aprendermos a fluir na vida. Imagine que estamos surfando nas ondas da vida. Às vezes o mar está de ressaca, então precisamos manejar a prancha com habilidade. Outras vezes o mar está com as ondas ótimas. Vamos fluir nelas tranqüilamente. Em outras, o mar está em calmaria. Precisamos saber esperar as ondas voltarem. Precisamos saber aguardar o momento certo. E se cairmos numa vala? Jamais devemos nadar contra a correnteza, podemos morrer afogados. Deixemos que o fluxo da corrente nos leve mais para dentro do mar, para além da arrebentação, e depois saiamos onde a corrente termina, pelo lado, e retornemos tranqüilamente para a praia.

Certa vez, numa aula teórica, um dos nossos alunos nos contou que trazia um imenso sentimento de culpa dentro de si, devido a um fato que acontecera em sua vida, e que somente naquele dia, em que estávamos esclarecendo essas coisas, ele estava conseguindo se libertar daquele profundo sentimento indesejável que o havia torturado por tanto tempo. Com seu consentimento contaremos o que lhe aconteceu.

Valdi é uma pessoa muito forte e de muita resistência, gostava de nadar, e nadava tão bem numa piscina quanto no mar. Um grupo de amigos o convidara para pescar em cima de uma ponte na Ilha do Governador. Valdi, por motivos que o impediam, não pôde nesse fatídico dia ir com o grupo de amigos. Mas eles foram. No decorrer da pescaria, um dos amigos pulou da ponte, mergulhando na Baía de Guanabara. Não se sabe o que aconteceu, pois o rapaz, que estava acostumado a fazer isso, morreu afogado. Meu aluno passou muito tempo da sua vida se culpando por não ter ido, pois acreditava que, se estivesse lá, com certeza teria mergulhado e salvado seu querido amigo. Principalmente depois de se encontrar com a mãe do falecido que lhe dissera chorando, desconsolada:

– Ah, meu jovem, se você tivesse ido, certamente teria conseguido salvá-lo!

Valdi ficou com esse dizer profundamente gravado em sua memória, e continuou acreditando nisso e se lamentando:

– Eu tinha que ter ido, tinha... Nunca me conformei.

Então, eu disse para ele:

– Você simplesmente, Valdi, não tinha que ter ido.

– Não?! – ficou espantado com a minha resposta.

– Havia chegado a hora dele – eu continuei –, e não era para você tentar salvá-lo, quanto mais conseguir salvá-lo. Essa decisão não dependia mais da sua vontade, Valdi, mas, sim, de comandos superiores, os quais estão muito além da nossa compreensão humana.

Então ele assimilou e respirou com muito alívio, pois conseguira tirar aquela culpa de dentro do seu coração.

Quantas vezes os obstáculos a um desejo nosso são instransponíveis? Não devemos nos lamentar, pois está além do nosso leque de opções, do nosso leque de liberdade, de livre-arbítrio. O que não é para acontecer, não acontecerá. Assim como o que é para acontecer, acontecerá. Tudo isso está muito acima da nossa vontade e compreensão humanas. Estamos neste plano de existência para aprender e para evoluir, até o momento de não precisarmos mais vir para esta escola de vida terrena. Nas horas de decisão, temos um leque de opções para escolher, e aí se restringe o nosso livre-arbítrio. Por mais que não queiramos, o nosso leque de opções é limitado; contudo, importante é saber que as opções existem. E o que tivermos de aprender nesta encarnação, oportunidades surgirão para que possamos fazê-lo, seja qual for o caminho que tenhamos escolhido. Por isso, também é proveitoso que criemos o hábito de observar a vida, de observarmos à nossa volta, de ficarmos atentos aos "sinais". Muitas vezes as direções que devemos ou não seguir, as decisões que devemos ou não tomar nos são apontadas.

Nós não temos plena liberdade. Mas quem não deseja a liberdade total? Será que ela existe? Já analisaram profundamente isso? **Fiquem sabendo que aí se encontra um grande segredo yogue**, um segredo que, no entanto, não se esconde. Portanto, será que poderíamos chamá-lo de segredo? No entanto, por mais que ele seja mostrado nos ensinamentos filosóficos, é difícil de se compreender e de se enxergar: **é a face oculta do Yoga**. **Neste livro a revelaremos**.

Na filosofia oriental indiana, eles acreditam na reencarnação e também acreditam que já vivenciamos neste plano como os mais diversos tipos de animais. Eles ensinam que encarnar como ser humano é o mais alto grau de vida neste plano, e que muitos seres esperam a oportunidade de vir à Terra como humanos, porque, por mais destrutivo que o homem possa ser, esta forma de encarnação é a que dará oportunidade de evolução para um outro plano de existência. Existem aqueles que repetem o ano ou aqueles que podem voltar para um ano mais atrasado. Assim, no Yoga há uma lenda, a do peixinho Matsya, que é muito interessante, pois mostra a chance desta evolução:

Shiva é o deus do Yoga e a deusa Shakti, sua esposa. Shiva estava ensinando Yoga para alegrar Shakti na beira de um rio, quando passava por ali um peixinho: Matsya. Matsya parou para olhar e ficou intrigado. Permaneceu por um longo tempo observando os dois. No dia seguinte, Matsya descobriu que eles estavam novamente ali, na beira do rio. Ainda curioso, continuou a observar e, de repente, tentou praticar também. Depois, todos os dias em que eles por ali apareciam, o peixinho os ficava imitando. E mesmo quando eles pararam de ir à beira do rio, Matsya não quis mais parar e continuou praticando sozinho, e tanto praticou, que acabou se transformando em ser humano.

Vou contar uma outra lenda do Yoga tibetano que retrata também a crença na reencarnação e na possibilidade de havermos sido outros animais e corrermos o risco de involuir no próprio colégio da vida terrena.

Um monge preparava-se para sacrificar um bode em oferenda aos deuses. De repente, o bode começou a rir. Estranhando aquilo, o monge perguntou:

– Bode, por que você está rindo, se eu estou prestes a matá-lo?

– Sabe por que estou rindo, ó monge? – o bode respondeu, com entremeios de risada.

O monge continuou a olhar com espanto e interrogação para ele. O bode continuou:

– Porque esta é a minha última encarnação neste plano como bode; na próxima virei como ser humano.

Então, o monge disse:

– Ora, bode, se você sabe qual será a sua próxima encarnação, logo deve saber qual foi a sua última antes de ser bode, não?

– Posso, sim – o bode respondeu.

– E qual foi? – o monge quis saber, repleto de curiosidade.

– Por muitas encarnações seguidas, eu vim à Terra como bode, mas antes de ter sido bode, eu era um monge que tinha mania de sacrificar bode aos deuses.

Assim, para aprender e para evoluir espiritualmente, necessitamos de *tapas*, quer dizer, de garra, de querer, de força de vontade, de **Ação**. Além disso, de Confiança na Sabedoria Divina: **Inação**.

Inação na **Ação** é Karma-Yoga, significando o Yoga da Ação, fundamentado nos ensinamentos do Bhagavad-Gîtâ. Mas devemos ressaltar que Kriyâ-Yoga também significa Yoga da Ação, fundamentado nos ensinamentos do Yoga-Sûtra de Patanjali, especificamente no aforismo um do livro dois, com o sentido de ascese (*tapas*); o estudo (*svâdhyâya*), que pode ser tanto o estudo do si mesmo quanto das situações, conforme já explicado; e devoção ao Senhor (Îshvara-*Pranidhâna*).

Por falarmos em *svâdhyâyâ*, vamos a ele e depois falaremos sobre Îshvara-*Pranidhâna*.

SVÂDHYÂYA

Svâdhyâya, a quarta observância do *Niyama*, significa estudo, auto-análise, ou estudo do si mesmo. *Sva* ("seu próprio") e *adhyaya* ("entrar em") no sentido de penetrar no oculto de si mesmo.

Os yogues já ensinavam o estudo da vida, a auto-análise e o domínio da mente desde aqueles tempos longínquos. Eles sabiam que para se penetrar no recôndito do ser, antes seria preciso aprender a se auto-observar, como se fôssemos uma outra pessoa testemunhando tudo o que se processa conosco: os nossos pensamentos, as nossas emoções, as nossas reações. A prática da auto-observação facilitaria o conhecimento da mente, como a auto-análise facilitaria o conhecimento da própria personalidade, do eu, de *ahamkâra* (o ego).

Se o Yoga ensina que o praticante deve ser verdadeiro consigo e o máximo possível com os outros, conforme exemplificado anteriormente, o yogi precisa se observar para saber se ele é mesmo uma pessoa verdadeira (*satya* – veracidade) ou não, se ele é uma pessoa que rouba (*asteya* – não roubar) ou não, se o praticante é um assassino (*ahimsa* – não-violência) ou não. Se o indivíduo não trouxer, ou acrescentar em sua personalidade os preceitos éticos indicados pelo Yoga, ele jamais atingirá o *samâdhi* – porque o *samâdhi* não se alcança apenas através da prática da meditação, atinge-se também por merecimento divino. Então, antes do yogi conseguir penetrar no recôndito divino do seu próprio ser e unir-se ao UM – Yoga significa União – a pessoa precisa transformar-se, para melhor. A verdadeira alquimia é a transformação interior, não aquela que transforma o chumbo em ouro, mas aquela que transforma o chumbo da ignorante bestialidade do homem em ouro de respeito ao próximo, de tolerância, veracidade, compreensão e Amor. Chegarmos ao ápice de amarmos uns aos outros como ensinou Jesus, é querer demais dentro desse nosso patamar de evolução espiritual. Precisamos galgar muitos e muitos degraus para tanto. Todavia, se apenas os homens conseguissem se respeitar, se apenas tivessem consideração uns pelos outros, nosso salto de evolução espiritual coletiva seria imenso. Já imaginaram? Se cada indivíduo conseguisse se modificar, o todo se modificaria. Então, rezemos para que consigamos ser como a flor-de-lótus, que nasce no lodo, mas não se contamina, pois surge no ar linda, limpa, imaculada.

Assim, fica também muito claro que eles acreditavam que a personalidade não é fixa, estanque, e que é passível de modificação. Hoje, sabemos disso, mas muitas pessoas ainda não sabem. Não sabem que quando nascemos trazemos conosco uma carga genética que determina o nosso ritmo pessoal no universo e que igualmente determina o nosso temperamento. Trazemos conosco, portanto, algumas potencialidades intrínsecas que, ao se somarem com as nossas futuras vivências socioculturais, que já começam logo após o nosso nascimento, resultarão na formação da nossa personalidade. Então, aprendemos a ser de uma determinada maneira através de tudo o que vivenciamos; seja no convívio com nossos pais, ou com quem assumiu o papel deles, seja na escola, ou com amigos; enfim, aprendemos a ser de uma determinada maneira através do nosso relacionamento sociocultural, somado às nossas potencialidades genéticas. Vivemos numa teia de relações, uns interferindo nos outros. Tudo nos influencia, desde o país em que vivemos, à educação correta ou não que recebemos, aos locais que freqüentamos, ao que assistimos na televisão ou ao que recebemos através de todos os meios de comunicação. Entretanto, quando passamos a nos observar, descobrimos que podemos nos autodirecionar e nos modificar. Podemos tentar ser da maneira que quisermos. Podemos ser calmos, tranqüilos e serenos, mesmo em meio a tantas dificuldades, as quais todos enfrentamos na vida. Dizemos todos porque, quanto a isso, não há distinção, sejamos pobres ou ricos. Todos sofremos e passamos por problemas que precisarão ser resolvidos e dissolvidos. Faz parte do nosso crescimento espiritual. Alguns pensam que se tivessem riquezas esses problemas não aconteceriam, mas isso não é verdade. Dificuldades existem que estão além da riqueza, da fama, do poder e do conforto que possamos possuir. Cada ser humano possui o seu karma pessoal e o seu caminho de aprendizagem, assim como o seu karma e caminho de aprendizagem coletivos. Mas as pessoas só começam a ser elas mesmas a partir do momento que descobrem que podem construir sua personalidade da maneira que desejar. Isso é fácil? Não. Por quê? Porque se hoje uma pessoa com 26 ou 50 anos descobriu que pode vir a ser da maneira que quiser, ela terá que modificar coisas que já estavam introjetadas na sua maneira de ser durante esses 26 ou 50 anos. Portanto, o passado também deve ser contemplado e analisado para que possamos compreender as influências que recebemos através dos anos transcorridos e que contribuíram para que fôssemos de uma determinada maneira. Isso ajudaria para que nos compreendêssemos melhor no hoje e ajudaria na decisão da nossa transformação, na decisão de como gostaríamos de ser e de como não gostaríamos mais de ser. Contudo, quanto mais velha a pessoa estiver, mais difícil ficará a própria transformação, mas não impossível. O importante é tentar. E para aquele que deseja tentar, deixaremos aqui quatro passos fundamentais que precisarão ser seguidos:

Observe-se.

Surpreenda-se fazendo o que não queria.

Analise-se. Ou estude a si mesmo.

Transforme-se.

Explicaremos melhor:

Estamos dizendo que devemos criar o hábito de nos observar, de prestar atenção aos nossos próprios pensamentos, de prestar atenção às nossas emoções, às nossas reações para as diversas situações, de nos auto-analisar e, em seguida, se acharmos necessário, tentar a transformação. Quando alguém se pega pensando em coisas negativas, ou sofrendo por coisas que não valem a pena, ou vivendo negativamente o amanhã antes do hoje, ou reagindo de uma maneira que não aprecie, o mais sensato é tentar transformar os próprios pensamentos, as próprias emoções, as pessoais reações. Certamente quem tentar será bem-sucedido. É preciso ressaltar que nas primeiras tentativas é mais fácil conseguir a reação desejada; mas, pode acontecer de a pessoa ter uma recaída e tornar a agir como antes. Não há que se preocupar com isso, tampouco se culpar, pois a culpa em determinadas situações é muito prejudicial. Culpa deveriam sentir aqueles que são ladrões, que são assassinos, mas em muitos casos não sentem. Então, basta apenas se auto-observar e repetir para si mesmo que da próxima vez não reagirá mais assim. A pessoa está tentando trocar um hábito arraigado em sua maneira de ser, que havia entrado pelo consciente ao nível do seu próprio subconsciente, por outro. Portanto, através do consciente, através de uma nova e auto-educação, o novo comando também acabará chegando ao nível do subconsciente, e a transformação acontecerá, pois o novo comando substituirá o velho hábito. Vamos dar como exemplo um pai que tinha pouca paciência com o filho e só sabia chamar a atenção do menino gritando. Esse pai, de alguma forma, descobriu que essa maneira de agir não estava funcionando bem, pois andava prejudicando a personalidade do filho. Então, decidiu mudar sua maneira de reagir. Primeiro, começou a se observar, depois a se analisar. Em certo dia, surpreendeu-se gritando com o filho e, firmemente, decidiu não agir mais assim. Todos os dias ele tentava. Às vezes conseguia, mas às vezes não conseguia. Entretanto, ele não se culpava e não desistia. Sempre que se pegava gritando, repetia que da próxima vez não gritaria mais. Com o tempo, a auto-educação do pai foi entrando no nível do seu próprio subconsciente e ele finalmente criou profundamente o hábito de reagir sem mais gritar. A sua nova maneira de ser passou a ser automática. Outro exemplo: quando aprendemos a dirigir, inicialmente precisamos prestar toda a atenção em tudo o que estamos fazendo: pisando no acelerador, passando a marcha, pisando na embreagem, etc. Mas com o tempo, conseguimos conversar enquanto estamos dirigindo, quase que automaticamente. O aprendizado foi para o nível do subconsciente. O mesmo acontece quando aprendemos a escrever: de início, sentimos dificuldade em desenhar as letras e precisamos dedicar uma completa atenção ao que estamos fazendo. Mas depois conseguimos copiar qualquer trecho escrito, mesmo conversando.

Então, como já havíamos dito, analisar o passado nos ajuda no processo de transformação. Quantas pessoas relembram-se das vezes que foram chamadas de crianças nervosas e com o tempo acabaram acreditando que realmente eram, apenas porque o seu ritmo natural fluía mais rápido e repleto de energia? Cada pessoa tem o seu ritmo, seja rápido, médio ou lento. Podemos fazer algo com um ritmo mais rápido do que uma outra pessoa, porque simplesmente somos assim no nosso temperamento, todavia isso não quer dizer que sejamos nervosos ou estejamos nervosos. Velocidade não é sinônimo de nervosismo. Se estivermos com pressa, porque nosso ônibus vai passar daqui a cinco minutos e dermos uma corrida para pegá-lo, não significa que estejamos nervosos. Significa apenas que aceleramos nosso ritmo momentaneamente. Uma pessoa que tem um ritmo mais lento do que a outra, pode se transformar numa pessoa ansiosa se a ela sempre for cobrado que seja mais ligeira. Portanto, uma pessoa que tem o ritmo mais lento não deve ficar sendo apressada por outra que é mais ligeira. Nada impede que a mais lenta consiga realizar mais coisas na vida do que aquela que tem o ritmo mais rápido. É óbvio que não estamos dizendo que isso é lei. O somatório de vários fatores influenciam no desempenho total de uma pessoa: como a criatividade, a inteligência, o gosto pessoal, o trabalhar naquilo que tem mais jeito, ou no que mais gosta. Contudo, se o ritmo de cada um fosse respeitado, com certeza tudo fluiria melhor, desde a pessoa que foi respeitada, até aqueles que com ela convivem. No próprio ato sexual podemos observar que alguns necessitam ou gostam de um ritmo de movimentação mais lenta para apreciar o ato. Outras já se satisfarão muito melhor com um ritmo mais acelerado. Mas isso não quer dizer que duas pessoas com ritmos diferentes não possam se compreender na cama. Afinal, para isso também existe a criatividade. As pessoas são diferentes, e é fundamental que esse fator seja compreendido. É muito importante que cada um se descubra e tenha a certeza de que age na vida dentro do seu próprio ritmo, da melhor maneira possível e ponto final.

Jamais devemos pensar que somos fixos na nossa maneira de ser. A transformação sempre é possível dentro do ritmo de cada um. Se alguém repete para si mesmo que **É** alguma coisa, seja nervoso, ansioso, depressivo, não haverá chance de mudança, simplesmente, porque a pessoa acredita que **é** assim. Com certeza influências específicas fizeram com que a pessoa acreditasse nisso.

Ao conversarmos sobre esse assunto em uma aula teórica, uma aluna ficou muito surpresa com o que acontecera em relação à sua filha, naquele mesmo dia, antes de vir para a aula. Essa aluna nos contou:

Sempre que entrava no quarto da filha, encontrava-o todo desarrumado e bagunçado e repreendia a filha, dizendo:

– Mas como você é bagunceira! Será possível? Arruma esse quarto, senão vai ficar de castigo!

Naquele dia, antes da aula, ela mais uma vez entrara no quarto da filha e deparara-se com a mesma bagunça de sempre:

– Mas que desordem! Você é bagunceira mesmo, hein?! Quando vai aprender a manter esse quarto arrumado?!

No que a filha respondeu:

– Ora, mãe, eu sou bagunceira mesmo, deixa para lá!

De tanto a filha escutar que era uma menina bagunceira, introjetou este comando.

Da mesma maneira, muitas pessoas acreditam que são nervosas, ansiosas, depressivas, preguiçosas. Só não sabem que podem modificar qualquer desses fatores. Sistema nervoso todos possuímos, e se não temos nenhum problema físico em nível cerebral, podemos equilibrar nosso organismo, desde o sistema nervoso ao glandular; como desde os pensamentos às emoções. Funcionamos de uma forma holística: o que vivenciamos interfere nos nossos pensamentos e nas nossas emoções, da mesma forma que os nossos pensamentos e as nossas emoções interferem no bom funcionamento do nosso sistema nervoso e glandular. Uma disfunção hormonal poderá interferir no nosso humor e em nossas reações em determinadas situações. As mulheres, quando estão com TPM (Tensão Pré Menstrual), são testemunhas disso. Os hormônios perdem por alguns dias a dosagem de equilíbrio, interferindo profundamente no corpo e na maneira de ser da mulher. Algumas ficam com os seios doloridos, outras com dor de cabeça, ou com inchaço nas pernas; e o pior, umas ficam tão irritadas, que podem até agredir alguém. Mas isso também pode ser melhorado através da prática do Yoga, com seus específicos e equilibrantes exercícios mentais, físicos e respiratórios.

Onde existe o desequilíbrio, encontra-se o estresse, que pode tanto ser provocado pela necessidade de adaptação a uma situação de alarme, como um assalto, por exemplo, quanto pelo excesso de trabalho, pela falta de sono ou por não se saber relaxar. Recuperar a harmonia é fundamental nos dias de hoje, coisa que a prática do Yoga proporciona.

Em outra aula, uma jovem perguntou:

– Como posso deixar de ser ansiosa? Através das aulas estou aprendendo a relaxar, a respirar e a me controlar melhor; todavia, continuo ficando ansiosa.

– Você aprendeu a ser assim – respondi –, e agora deixar de ser ansiosa fica difícil, mas não impossível. Vamos tentar compreender juntas o que seria a ansiedade. Particularmente, eu considero que quem não consegue viver o momento presente com plenitude e positividade passa a ser uma pessoa ansiosa. E viver o amanhã antes do hoje somado a pensamentos negativos gera o medo e a tão atualmente falada Síndrome do Pânico. Está entendendo?

Ela movimentou a cabeça como se dissesse "mais ou menos". Prossegui:

– Nesse momento, estamos ainda dissertando sobre o *svâdhyâya*, que é a auto-observação e a auto-análise, para que isso possa nos levar a uma tentativa de transformação – se acharmos preciso, é claro – e, por conseguinte, dominar as provas do nosso caminho, elevando-nos em direção à evolução espiritual. Mas tudo feito com muito discernimento, com todo o bom senso possível. Não estamos aconselhando ninguém a se enquadrar em algum modelo de perfeição. Certo?

Ela fez que sim. E eu continuei:

– Então, considero que a ansiedade surge devido a dois tipos de procedimento: ao desejo de que as coisas aconteçam logo e à tentativa de se viver o amanhã antes do hoje; na maioria das vezes, de uma forma negativa – fiz uma pausa e prossegui:

– Quantas pessoas não conseguem dormir, pelo simples fato de saberem que no dia seguinte terão de acordar cedo? Ou que no dia seguinte terão de fazer alguma viagem, desejada ou não? Outras vezes as pessoas precisam realizar algum trabalho e ficam ansiosas para que aquilo termine logo. Já imaginaram se, ao escrever este livro, eu ficasse ansiosa para logo chegar ao seu final? Simplesmente eu não conseguiria apreciar as minúcias do meu trabalho e acredito que tampouco conseguiria ordenar as idéias direito; enfim, eu não conseguiria escrever. Essa ansiedade de desejar que as coisas terminem logo está intimamente relacionada com o desejo de que o depois seja muito melhor do que o nosso agora.

Ela soltou um "Ah!" Havia compreendido.

– Na vida, precisamos aprender a realizar nossos afazeres com calma, com capricho, com apreciação. É óbvio que estou falando de afazeres normais, não de atrocidades que também podem ser cometidas e realmente devem ser repudiadas. Estou dizendo que podemos limpar uma casa, podemos cozinhar e podemos trabalhar em qualquer atividade, seja dentro ou fora do nosso lar, e que se o fizermos com dedicação, com calma, com gosto, carinho e amor – sem querer terminar tudo o mais rapidamente possível, e de qualquer jeito, certamente seremos muito mais felizes. Aprender a viver cada momento da vida é muito saudável. Viver com paz, confiança e serenidade faz bem para o nosso equilíbrio. Esta é a nossa **Ação**. Isso tudo também não quer dizer que não devamos pensar no futuro, pois seria um grande equívoco não fazê-lo. Devemos, sim, plantar o nosso hoje, organizar o nosso hoje, prevendo que os frutos das nossas ações poderão ser colhidas no amanhã, que um dia será o nosso agora. Esta é a lei do karma. Como já dissemos, karma quer dizer ação, e também o efeito desta ação. As conseqüências de qualquer atitude tomada no nosso hoje devem ser pensadas, sim, e muito bem pensadas. Essa história de que devemos apenas viver o aqui e o agora sem nos prepararmos para o amanhã que, como já dissemos, um dia será o nosso hoje, não é verdadeira. Caso uma pessoa beba demais, poderá passar mal. Se ela tivesse pensado com força nesse amanhã indesejável, talvez não tivesse bebido tanto. Qualquer ato impensado pode gerar uma reação futura indesejável, e isso é o karma: a ação e a conseqüência desta ação. Não como um castigo, mas simplesmente como um efeito, ou como um fator de aprendizagem. Então, devemos sempre cumprir a nossa parte da melhor maneira possível, com capricho, ética, seriedade, cuidado, honestidade, confiança e contentamento. Entretanto, assim mesmo, coisas podem acontecer que estão muito além da nossa compreensão. Por exemplo:

Um homem possui uma grande plantação e nela trabalha durante um ano duramente. Próximo ao período de colheita, uma grande tempestade acontece e destrói a sua plantação.

Por mais que não consigamos compreender tamanho desfortúnio, existe um antigo ditado que diz, e acreditamos que seja verdadeiro: "Deus escreve certo por linhas tortas". Por conseguinte, não devemos desistir, e precisamos sempre continuar a lutar, a agir, seja prosseguindo com a mesma plantação, ou mudando de atividade, ou tentando perceber o que nos está sendo de melhor apontado. Se contemplarmos com confiança, mesmo que com muita tristeza – pois isto é mais do que humano e natural –, acabaremos descobrindo que subjacente ao que nos aconteceu encontravam-se muitas lições de vida. Estamos aqui para aprender. Então, aqui precisamos viver, até o dia que Deus quiser nos levar. Não podemos, ou não devemos, interromper esse caminho de aprendizagem que é muito precioso para a nossa evolução espiritual.

A aluna ouvia atenta e não mais me interrompeu. Dei continuidade à resposta e acredito que ela ficou satisfeita com o que terminei de explicar:

– A segunda forma de ansiedade, a que projeta o amanhã com negatividade, é muito pior. Esta gera o medo e até o pânico. A pessoa fica ansiosa, vivendo o amanhã antes do hoje negativamente, como quando precisa viajar no dia seguinte e começa a imaginar as coisas ruins que poderão lhe acontecer: "Será que o avião vai cair?" ou "e se eu me sentir mal na viagem, quem me socorrerá?". Seria muito bom que essas pessoas fossem informadas de que podem conter suas hipóteses negativas, e não o fizeram porque ainda não tomaram consciência de que disso são capazes. Então, se alguém tiver que sair de casa ou mesmo viajar, precisa observar seus pensamentos ruins e tentar transformá-los em pensamentos bons, positivos. Ficar imaginando que pode passar mal ao atravessar uma rua, ou ser mordido por um cachorro, ou ser atropelado, ou que o avião pode cair, ou o carro bater, são apenas conjeturas negativas, são hipóteses ruins que provocam tensões musculares oriundas delas. E possibilitam o surgimento de um medo tão grande, a ponto de levar ao pânico. As pessoas que têm o hábito de viver desta maneira vivem no **se**, e no **se** ruim: e se eu... e se acontecer... e se... Desta maneira, sofrem por antecedência com coisas que certamente não irão ocorrer. Mas vamos supor que alguma coisa difícil realmente aconteça: a pessoa sofreu duas vezes, uma antes e outra no momento difícil. E se nada do que imaginou aconteceu, sofreu à toa.

Alguns desenvolvem o medo de passar mal na rua, porque certa vez isso ocorreu e depois ficaram para sempre achando que voltaria a suceder. Não é verdadeiro que se algo aconteceu uma vez, voltará sempre a acontecer. É claro que cada caso se processa por algum motivo e de uma determinada maneira; muitas vezes, uma psicoterapia, com um bom profissional, ajuda bastante. Descobrir a causa do problema é muito importante e tentar o processo de transformação mais ainda. Se algum problema emocional chegar a se somatizar, quer dizer, além de permanecer no nível emocional passar a se refletir no corpo, podem surgir doenças que vão desde zumbido nos ouvidos a vertigem, gastrite, úlcera, queda de cabelos, pressão alta, diabetes, etc. Se uma pessoa não consegue relaxar em hipótese alguma e este nível de tensão vai aumentando, aumentando, o organismo, por auto-sobrevivência, pode provocar uma crise de espasmos musculares, denominada convulsão, durante a qual se libera uma grande quantidade de energia que estava aprisionada na musculatura tensa, explosiva e violentamente, obrigando-a ao relaxamento ao seu final. Então, eu afirmo: **APRENDER A RELAXAR É FUNDAMENTAL**! Coisa que o Yoga ensina através dos seus *âsanas* (posturas), do *prânayâma* (exercícios respiratórios), do *dhyâna* (meditação) e de uma técnica de indução para o relaxamento aplicada pelo professor. Quem consegue soltar a musculatura, permite que a energia flua com harmonia no organismo, evitando o estresse e as somatizações. Aprofundaremos esses comentários, quando falarmos sobre a fisiologia mística do Yoga e sobre a harmonização dos *chakras*.

•

Assim, o excesso de pensamentos e de estímulos recebidos na mente, juntando-se ou não a fatores emocionais, pode gerar também a tão conhecida insônia. E a insônia, como já havíamos citado, igualmente provoca o estresse.

Por tudo isso, vamos ensinar um precioso exercício que serve tanto para a prática da meditação quanto para ser feito antes de dormir, pois relaxa profundamente a cabeça, por fora, por dentro e harmoniza a mente, permitindo assim que a insônia não aconteça e o equilíbrio seja alcançado.

Exercício Relaxante

Para a prática da meditação, este exercício deve ser feito com a pessoa sentada, de preferência no chão, com a coluna reta. Caso o praticante não consiga sentar-se no chão, pode ser feito em uma cadeira, com a coluna ereta.

Para quem deseja adormecer, este exercício deve ser feito no local onde a pessoa dormirá. Então é preciso deitar-se de costas (barriga para cima), com as pernas e os braços separados e soltos, as palmas das mãos viradas para cima. Primeiro afrouxa-se todo o corpo, solta-se mais ainda a cabeça por fora e por dentro e deixa-se a boca entreaberta, descontraindo-a. Quando o sono chegar, a posição fica livre.

Comece a respirar lenta, longa e profundamente pelas narinas. Concentre a atenção na respiração, esvaziando a cabeça do excesso de pensamentos. Em seguida, ao inspirar lentamente, imagine que a inspiração se direciona para dentro da cabeça, na altura e direção do *chakra* frontal, na linha dentre as sobrancelhas e na linha da coluna vertebral, bem no meio do cérebro. Quando terminar de inspirar, pare um pouquinho, apenas para sentir que o *prâna*, a energia vital, que caminha junto com a respiração, está no interior da sua cabeça. Logo depois, comece a expirar bem devagar. Ao mesmo tempo em que for expirando lentamente, imagine que está massageando com as pontas dos dedos o interior do seu cérebro, numa forma circular e bem devagar, sentindo a cabeça afrouxando, soltando, relaxando, até o fundo. Repita e permaneça concentrado, praticando isso, até adormecer. O único esforço a ser despendido é voltar sempre com suavidade a atenção para aquilo que se está fazendo.

ÎSHVARA-PRANIDHÂNA.

Îshvara-*Pranidhâna*, a quinta observância do *Niyama*, significa devoção.

Devoção a Îshvara, o Senhor. Devoção a Deus, com Plena Confiança em Sua Sabedoria.

Mas quem é Îshvara? Îshvara é um ser espiritual, de outro plano energético, é um Ser de Luz, é o protetor e orientador de todos aqueles que praticam Yoga, é o caminho para Deus, e é Deus, como o Yoga o concebe, na União, na completa compreensão que o *samâdhi* promove, na integração, na libertação.

Vou contar por que Îshvara é imensamente importante para mim.

Comecei a praticar Yoga em 1969. Na época, estava com 17 anos. Meu primeiro professor chegou a mim através de minha mãe, que o levara em nossa casa. Assim que me conheceu, ele me perguntou se eu gostaria de aprender Yoga. Ao me explicar do que se tratava, imediatamente me interessei. Após algumas aulas ele virou-se para mim e disse: "Você vai ser professora de Yoga". Fiquei surpreendida. Com o passar do tempo, guardei no esquecimento. Entretanto, sempre notava que a filosofia yogue brotava de mim com muita facilidade, como se eu apenas estivesse recordando algo que já conhecia. Depois, mesmo quando ele não pôde mais me dar aulas, continuei praticando e estudando, inclusive com outros professores, dentre eles um yogi indiano. Em 1982, apesar de saber e poder, ainda não lecionava Yoga. Estava estudando Psicologia, tinha três filhos pequenos, continuava praticando Yoga e começara a aprender caratê. Hoje, sou faixa preta (classificação segundo dan), reservo um pequeno horário para dar aulas também dessa arte, com um tempo maior para escrever e, esporadicamente, atendo alguém mais chegado, que esteja mesmo precisando, com terapia individual. Contudo, dedico a maior parte da minha vida pessoal e profissional ao Yoga.

Em 1983 eu estava lendo um livro de Yoga, quando me aconteceu algo deveras surpreendente e inesquecível, acontecimento que me inspirou ao escrever uma parte de um outro livro meu, um romance místico: "Dança com as Bruxas".

Estava recostada lendo quando num piscar de olhos vi, na velocidade e dentro de um *flash* de luz, o rosto de um Ser. Ele tinha os cabelos cor de cobre escuro na altura dos ombros. Os olhos grandes e azuis da cor do céu mostravam-se tão luminosos, que pareciam dois holofotes de tanta luz. A figura que vi, acho que não há como descrever, não existe nada semelhante em nosso mundo. Na época, não compreendi aquela visão. Eu não estava dormindo, tampouco estava naquele estado entre a vigília e o sono, apenas estava lendo um livro de Yoga. Foi incrível. Mais tarde interpretei que talvez eu não tivesse estrutura física nem emocional para poder contemplá-lo por mais tempo do que o fiz. Até hoje, em 2005, nunca mais o vi. Contudo, jamais o esqueci. A partir daquele dia, coisas muito diferentes começaram a acontecer na minha vida; pelo menos, diferentes para mim. Foi nesse ano, de 1983, que algumas circunstâncias me levaram a dar aulas de Yoga, e foi também quando tive a certeza absoluta de que Deus existia. Fui educada na religião católica, sempre me ensinaram sobre Deus. Mas apenas nessa época compreendi e senti Deus no fundo do meu ser, exatamente como os yogues o concebem, da mesma maneira que falo sobre Ele neste livro. E essa compreensão foi tão boa e gratificante para mim que, em forma de agradecimento, por ter recebido este *insight*, esse descortinar de algo tão marcante e profundo, decidi somente fazer uso de roupas azuis ou brancas. Até quando? Eu não sabia. Apenas sentia essa necessidade. Muitas pessoas que conviviam comigo pensaram que eu estava ficando maluca ou esquizofrênica. Porque eu abri o meu guarda-roupa e encaixotei tudo o que possuía de roupas, sapatos e bolsas que não fossem azuis ou brancos e doei para uma instituição de caridade. E eu sempre tive muitas roupas – não que comprasse tanto, mas sempre me presentearam bastante. Acho que fiquei com apenas duas ou três peças no armário. Aos poucos fui comprando o que me ficara faltando e ganhando novamente de presente. Assim, vivi discretamente, pois usava todos os tons de azul e calça *jeans* também; então, quase ninguém reparava, nem tampouco eu fazia questão de ficar revelando minhas experiências e atitudes místicas. Até o ano 2000 permaneci usando azul e branco; depois, senti que deveria vestir novamente outras cores, e assim o fiz.

Mas antes, em 1989, havia acontecido uma grande transformação em minha vida, desde uma separação do meu primeiro marido, à mudança da cidade do Rio de Janeiro para Cabo Frio. Os problemas a resolver eram tantos que eu cometia o erro de quase não beber água num período de forte verão. Quando terminei de resolver todos os problemas e já estava com a minha nova residência pronta, tive uma forte crise renal. Jamais senti tanta dor. Era tão insuportável que eu vomitava, devido ao excesso de dor. Não encontrava posição para ficar. Havia passado a noite na casa da minha mãe, bem próxima da minha futura moradia e de manhã acordara daquele jeito. Depois de muito penar, fui para o quarto dela, deitei-me de bruços sobre a cama e comecei a rezar para quem eu já chamava de meu Mestre Espiritual. Pedi que me aliviasse daquela dor. Prometi que me dedicaria ao Yoga se ficasse curada. Imediatamente a dor cessou. Exatamente no mesmo segundo em que prometi. Confesso que fiquei com medo de me movimentar, de mudar de posição e de a dor voltar. Confesso que duvidei. A minha confiança não era perfeita. Entretanto, comecei a me movimentar lentamente e a dor não voltou. Eu estava curada e não havia expelido nada. Apenas ficara curada. Simplesmente isso. Minha mãe entrou no quarto e me perguntou como eu estava. Eu respondi que estava boa e que nunca mais haveria de ter aquilo. Ela ficou me olhando sem compreender. E graças a Deus e a meu Mestre Espiritual, nunca mais aconteceu.

Por tudo isso, continuo dedicando minha vida ao Yoga e aos estudos desta maravilhosa filosofia espiritual. E depois daquela lição, aprendi a escutar o que o meu corpo pedia. Se ele queria água, assim que pudesse eu dava, se pedia para ir ao banheiro, igualmente. Nunca mais ignorei essa preciosa comunicação. Deixar de prestar atenção ao que o corpo pede, é um grave erro. Devido à pressa, ao excesso de trabalho, ao desejo de resolver logo um problema que nos aflige, deixamos de prestar atenção a essa importante comunicação. O que não acontece quando somos crianças ou adolescentes. Quantos adultos já não percebem mais se o seu corpo está lhe pedindo líquido ou comida? E quantos deixam de ter uma alimentação saudável, devido ao excesso de trabalho?

Muitos anos depois, de volta à cidade do Rio de Janeiro, eu estava trabalhando em uma loja de produtos esotéricos, onde havia um espaço para dar aulas de Yoga, quando a dona da loja, minha amiga, me deu uma pequena figura, em cores, de um ser espiritual. Ela me disse que ele fazia parte da Grande Fraternidade Branca, que era um Mestre Ascensionado. Ao contemplar a figura, fiquei muito impressionada, pois era muito parecida com o ser espiritual que eu havia visto. Mais impressionada fiquei ao ler, no verso da figura, que ele pertencia ao Raio Azul, o Primeiro Raio da Vontade de Deus, em relação aos seguidores desta crença. Ali o chamavam de mestre El Mória que, por coincidência, quando estava encarnado, era natural da Índia. Bem, o nome do Ser de Luz que eu vi, não sei, pois ele não me disse. Existem coincidências que trazem um forte teor místico. Para mim, aquele que vi é Îshvara, o Senhor, pois através dos meus estudos de Yoga soube que alguns yogis da Índia Antiga também já o tinham visto, e consideravam-no como o Mestre Protetor e Espiritual dos yogis. E Îshvara representa muito mais, pois a devoção a ele pode nos levar ao *samâdhi*. Quando se aprende a compreender e a sentir Îshvara, ele se transforma em nosso foco de meditação, até que consigamos nos elevar à freqüência dele, da mesma maneira que podemos nos elevar à freqüência da natureza. E isso não deixa de ser uma forma de oração. Uma oração de integração, de entrega, de confiança, de União. Pois Îshvara é Um com Deus, é o caminho hierárquico para Deus, para a União, para o *Samâdhi*.

•

Nas referências de Mircea Eliade, em seu livro "Yoga – Imortalidade e Liberdade" (Editora Palas Athena):

"Ishvara pode com efeito provocar o samâdhi, com a condição de que o yogi pratique o Ishvara-Pranidhâna, isto é, a devoção a Ishvara (Yoga-Sûtra, II,45)."

"Patanjali afirma que Ishvara foi o guru dos sábios das épocas imemoriais; pois, acrescenta ele, Ishvara não está preso ao tempo (Yoga-Sûtra, I, 26)".

Entretanto, para se conseguir entrar na freqüência de Îshvara há de ser também por merecimento. Para mim Îshvara e Jesus são o mesmo Ser de Luz. E Jesus disse: "Eu sou o caminho e a verdade e a vida; ninguém vem ao Pai, senão por mim."

Portanto, uma pessoa que rouba, que mata, que não tem veracidade, que não tem princípios éticos ou morais, jamais atingirá o *samâdhi*, jamais conseguirá se elevar à freqüência de Îshvara e, por conseguinte, jamais conseguirá se elevar à freqüência de Deus – a menos que se transforme profundamente. Porque o *samâdhi* não se atinge apenas através da meditação, atinge-se também por merecimento. E quem tiver dificuldade de meditar elevando-se à freqüência de Îshvara, devido a sua cultura, medite tentando elevar-se à freqüência de Jesus. Mas elevando-se para aquele Jesus esplendoroso, que se libertou da carne, que ressuscitou, que se elevou aos céus, que está e é Uno com o Pai, em Plena Felicidade, em Deus!

Aqui finalizamos as oito partes, a essência do Yoga.

OUTRAS CARACTERÍSTICAS DO YOGA

Agora dissertaremos sobre outras características do Yoga, dentre elas algumas também citadas no Yoga-Sûtra, como os *siddhis*, *chakra*, *mantra*, *Prakriti* e *Purusha*.

SIDDHIS

Patanjali no Yoga-Sûtra tanto se refere aos *chakras* quanto dedica um capítulo inteiro comentando os *siddhis*, que são os poderes paranormais, desenvolvidos com a prática do Yoga. Patanjali cita que o Yogi pode conseguir ficar forte como um elefante, pode conseguir levitar, ficar invisível e coisas mais, através da meditação. No entanto, o desejo de realizar os *siddhis* fica bem mais enfatizado no Tantra e no Hatha-Yoga, que se originou deste, ao praticarem a tentativa de dinamização dos respectivos *chakras*, com o intuito de despertar gradualmente esses *siddhis* e chegar ao *samâdhi*. A fisiologia mística, que contém os *chakras* e os *nâdîs*, também fica exposta com mais detalhes em ambos.

CHAKRA

Os *chakras* são rodas de energia, (*chakra* = roda), são centros de energia prânica, ou melhor, acúmulos de energia prânica. O núcleo de cada *chakra* coincide com o centro da nossa coluna vertebral, a não ser nos dois últimos *chakras* que ficam acima da coluna; contudo, na mesma linha. Seus raios são representados artisticamente como pétalas de flor-de-lótus. Os *chakras* fazem relação com os plexos nervosos. Cada *chakra* tem um mantra para meditação e respectiva dinamização. Há sete *chakras* principais. São eles:

1) *Mûlâdhâra*, *chakra* raiz, localizado na base da coluna, entre o ânus e os órgãos genitais. Relaciona-se com o plexo nervoso sacro-coccígeo. Tem analogia com o elemento terra. Seu mantra é Lam. É representado como um lótus de quatro pétalas.

2) *Svâdhishthâna*, *chakra* do umbigo, localizado na altura aproximada da quarta e quinta vértebra lombar. Relaciona-se com o plexo nervoso sacro. Tem analogia com o elemento água. Seu mantra é Vam. É representado como um lótus de seis pétalas.

3) *Manipura*, *chakra* solar, localizado próximo, mas acima do umbigo. Relaciona-se com o plexo nervoso solar. Tem analogia com o elemento fogo. Seu mantra é Ram. É representado como um lótus de dez pétalas.

4) *Anâhata*, *chakra* do coração, localizado na altura do coração. Relaciona-se com o plexo nervoso cardíaco e pulmonar. Tem analo-

gia com o elemento ar. Seu mantra é Yam. É representado como um lótus de doze pétalas.

5) *Vishuddha*, *chakra* laríngeo, localizado na altura da garganta. Relaciona-se com o plexo nervoso laríngeo ou faríngeo. Tem analogia com o elemento éter. Seu mantra é Ham. É representado como um lótus de dezesseis pétalas.

6) *Âjnâ*, *chakra* frontal, localizado no cérebro, na altura do espaço intermediário entre as sobrancelhas, centro das visões místicas, onde se revelam mensagens telepáticas, oriundas do mestre espiritual, através de imagens. Relaciona-se com o plexo nervoso cavernoso. Não tem analogia com qualquer elemento. Seu mantra é o Om. É representado como um lótus de duas pétalas.

7) *Sahasrâra*, *chakra* coronário (coronário de corona, coroa), localizado no topo da cabeça, transcendendo o corpo. Não tem correspondência fisiológica. Não tem analogia com qualquer elemento. Seu mantra é o Silêncio. É representado como um lótus de mil pétalas.

NÂDÎ

Já explicamos que o *prâna* é a energia vital, que os *chakras* são acúmulos de energia prânica. Então, os *nâdîs* são os fios sutis de

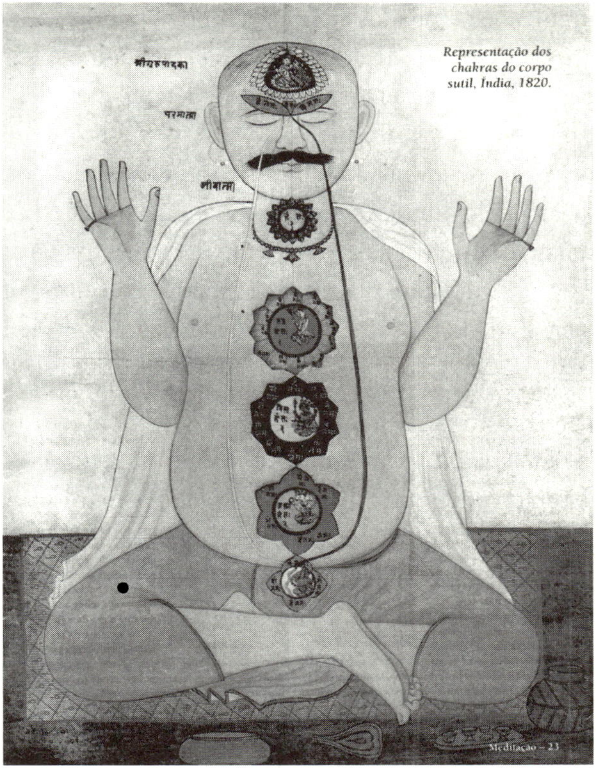

Representação dos chakras do corpo sutil, Índia, 182C.

energia prânica relacionados ao nosso corpo. Os *nâdîs* acompanham todos os nervos e vasos do corpo, mas não são como eles, são correntes energéticas e fazem uma correspondência com eles, formando uma extensa rede de energia no corpo sutil denominado *prânamâyâkosha*. Este veículo suprafísico tem um esplendor vivo que pode ser visto, pelo olhar experiente, como uma "massa" de luz móvel e tremulante com focos de várias cores. Às vezes pode apresentar áreas escuras que indicam pontos problemáticos do corpo ou mesmo uma doença. Fora da filosofia yogue, é conhecido como aura.

Há três *nâdîs* principais relacionados com a coluna vertebral, especificamente com o seu interior. O *nâdî* do meio, que é reto, denomina-se *Sushumnâ*; o da esquerda, *Idâ*; e o da direita, *Pingalâ*. *Idâ* e *Pingalâ* ascendem em torno de *Sushumnâ* em forma helicoidal e cruzam-se na altura dos *chakras*, rodeando-os. Todos partem do *chakra* raiz, *Mûlâdhâra*, situado na base da coluna. *Idâ* e *Pingalâ* chegam ao *chakra* frontal, *Âjnâ*, na altura do topo do nariz, entre as sobrancelhas, onde se cruzam e se estendem: o *Idâ* para a narina esquerda, o *Pingalâ* para a direita. *Sushumnâ* em sua ascensão passa pelo centro de todos os *chakras*, terminando no *chakra* coronário ou superior, no topo da cabeça. *Pingalâ* tem um caráter solar e masculino. *Idâ* tem um caráter lunar e feminino. *Sushumnâ* representa a união entre o masculino e o feminino, e também a harmonia, o equilíbrio; simboliza o completo domínio do emocional, o caminho do meio, do discernimento, do bom senso, da sabedoria e da serenidade.

A palavra *hatha* significa união entre "sol" e "lua", exprimindo a convergência do *prâna* que normalmente se movimenta ao longo de *Idâ* e *Pingalâ*. Enquanto a energia sutil fluir pelos *nâdîs* laterais, o yogi vive na consciência do mundo fenomênico; porém, quando ele consegue que essa energia ascenda pelo *nâdî* central, *Sushumnâ*, o yogi consegue a total dinamização de cada *chakra*, desenvolvendo extraordinárias faculdades e poderes paranormais, os *siddhis*, até chegar ao *chakra* superior, *Sahasrâra*, quando atinge o estado de realização espiritual, o *samâdhi*.

KUNDALINÎ

Existe um acúmulo muito grande de prâna no *chakra* raiz, *Mûlâdhâra*. Esse acúmulo denomina-se energia *kundalinî* e é relacionado com a energia sexual. A energia *kundalinî* é representada como uma serpente enroscada e adormecida que faz três voltas e meia em torno de si mesma. A cabeça da serpente obstrui a entrada do canal ou *nâdî* central *Sushumnâ*, impedindo assim que ela mesma, a energia *kundalinî*, em repouso, suba pelo *nâdî Sushumnâ*. O despertar da *kundalinî* pode ser conseguido através da meditação, usando a *kundalinî* como foco de concentração, feita com *mantra* ou não, através de alguns *âsanas* específicos, como também através da prática do *prânayâma*. Contudo, qualquer dessas práticas necessita de uma atitude mental direcionada para o que se deseja alcançar. Portanto, normalmente o *prâna* flui apenas através dos dois *nâdîs* laterais, *Idâ* e *Pingalâ*, e para se atingir o *samâdhi* e despertar os *siddhis* é necessário que a energia *kundalinî* comece a ascender pelo canal central *Sushumnâ*, dinamizando *chakra* por *chakra* até atingir o coronário. Cada *chakra* dinamizado vai despertando algum tipo de poder, mas quando a energia *kundalinî* chega ao *chakra Sahasrâra*, coronário, atinge-se o êxtase, o *samadhî*, a libertação (*mukti*).

O *chakra* raiz também simboliza a Shakti e o *chakra* coronário, Shiva. Quando Shakti e Shiva se unem descortina-se o Um.

O Tantra tenta atingir a união entre Shakti e Shiva trabalhando com a energia sexual, *kundalinî*, praticando também *maithunâ*: a prática da sexualidade ritualizada.

Algumas escolas alertam: o desenvolvimento dos poderes paranormais pode se transformar em obstáculo. Se o praticante ficar muito envolvido com o que conseguiu, acaba se esquecendo do objetivo final, que tanto desejava alcançar.

Há muito observamos um processo muito importante relacionado com os *chakras* e com essa extensa rede de energia prânica que afeta nosso corpo. Como já foi dito, nosso organismo funciona como um todo. Contudo, nossos pensamentos negativos, nossos problemas não resolvidos – enfim, o nosso emocional – podem provocar contrações musculares sem que nos apercebamos. Seja em volta da boca, seja nas mãos apertadas, ou nos maxilares trincados, ou nos músculos da nuca contraídos, dos ombros, etc. Já ouviram falar numa expressão que diz: "Você está carregando o peso do mundo em seus ombros?" Portanto, escutem mais uma vez o que vamos dizer: **SABER RELAXAR É FUNDAMENTAL!** Essas regiões do corpo, especialmente essas com as quais os *chakras* se relacionam, ou onde dizemos que eles se posicionam, estão diretamente ligadas à possibilidade de desarmonia no organismo, caso não se encontrem desbloqueadas, para que a corrente energética possa fluir livremente. Em outras palavras, o corpo, em qualquer região dele, mas principalmente onde os *chakras* citados se posicionam, pode impedir, através de tensões musculares, que o fluxo energético flua com perfeição e harmonia, gerando problemas somáticos. Na realidade, os *chakras* deveriam sempre estar em harmonia; mas, quando o organismo mantém qualquer forma de contração, impede sua livre movimentação. Como já havíamos explicado, a somatização acontece quando uma doença se desenvolve devido a problemas emocionais. Mas além disso, dizemos que a causa vem tanto do emocional para o corpo material quanto do corpo energético para o material. Os efeitos negativos são diversos, e tornamos a alertar: queda de cabelo, úlcera, gastrite, pressão alta, enfarte, até mesmo câncer. Por tudo isso, devemos criar o hábito de nos observar, para verificarmos se o nosso corpo está relaxado, descontraído, e tanto por fora quanto por dentro. Ficar tenso num momento de aborrecimento não deixa de ser natural. O que não podemos permitir é a permanência dessa tensão. Não devemos ficar remoendo um aborrecimento durante vários dias. Isso faz muito mal. Aprender a recuperar a harmonia, aprender a perdoar, a relaxar, faz muito bem para a saúde. Aqueles que nos fazem mal ou que nos injustiçam não merecem que fiquemos doentes por causa deles.

Outros fatores também podem provocar doenças, como uma má alimentação, ou ingestão de hormônios ou, enfim, é preciso que tudo seja analisado e levado em consideração; portanto, jamais deixe de consultar um bom médico.

Harmonização dos Chakras

Esse exercício, não aprendi com ninguém, ele surgiu tanto da prática quanto dos meus estudos de Yoga, somados aos meus conhecimentos de Psicologia, como também por inspiração Divina.

Vou ensinar como fazê-lo, mas não com as mesmas palavras usadas quando o induzo em aula, e ressaltando que seria mais fácil com a ajuda de um professor, e também escutando um dos nossos Cds de relaxamento. Ele pode ser praticado ao acordar, antes de dormir ou em qualquer hora que se desejar, seja sentado no chão ou em uma cadeira. Contudo, de preferência, deitado, no chão ou na cama.

Então, deite-se de costas, com a barriga para cima, o corpo largado, as pernas e os braços separados, soltos e confortáveis, as mãos frouxas com as palmas para cima. Concentre agora atenção na sua respiração natural, sem interferir com ela. Mantenha-se concentrado na respiração e comece a relaxar os órgãos sexuais e o ânus, região de movimentação do *chakra* raiz. Em seguida, ainda concentrado na respiração, comande o relaxamento do abdômen, por fora e por dentro, região do *chakra* do umbigo; continue concentrado na respiração e afrouxe a região do estômago, local de movimentação do *chakra* solar, sempre por fora e por dentro. Ainda mantendo-se concentrado na respiração, relaxe todo o tórax e relaxe o coração, região comandada pelo *chakra* do coração. Depois, relaxe a garganta, relaxe a boca, afrouxe-as, solte a face, locais de movimentação do *chakra* laríngeo. Relaxe agora entre as sobrancelhas, sítio do *chakra* frontal, por fora e por dentro. Finalmente relaxe a cabeça por fora e por dentro, circuito do *chakra* frontal e coronário, afrouxando também o topo da cabeça, região comandada pelo *chakra* coronário. Permaneça assim por quanto tempo desejar, com todas essas regiões relaxadas, concentrado na manutenção do relaxamento e na respiração livre, leve e suave.

MUDRÂ

São gestos com significados sagrados ou místicos. Durante a prática dos *âsanas*, das posturas, utilizamos diversos *mudrâs*, como o *trimûrti-mudrâ*, um gesto em forma de triângulo que simboliza a trindade; por conseguinte, Deus. Ou o *pâdma-mudrâ*, um gesto em forma de flor, que simboliza a flor-de-lótus, e o *prônam-mudrâ*, usado em todos o credos, com as mãos postas, simbolizando a união da alma individual com a Alma Suprema, e outros. Usamos também alguns *mudrâs* para a prática da meditação. Os *mudrâs* já existiam na Dança

Indiana, cuja origem remonta alguns milênios a.C. Durante a dança, uma história sagrada é contada através dos gestos de mãos, ou de corpo; nesse caso, um grande *mudrâ* – *maha-mudrâ*. Portanto, quem conhecer os significados dos *mudrâs*, nesse caso, além de assistir a uma belíssima dança, assiste também a uma história sagrada.

Os *mudrâs* podem representar estados interiores ou ser usados como um "selo" – *mudrâ* quer dizer "selo" – para alterar os estados emocionais, gerando harmonia e alegria, ou para fins terapêuticos.

Aproveitando que citamos a flor-de-lótus, vamos falar um pouco sobre o seu simbolismo.

FLOR-DE-LÓTUS

Se observarmos os deuses do panteão hindu, poderemos constatar que, junto com as figuras ou imagens de muitos deles, a flor-de-lótus está sempre presente. Ela é considerada uma flor divina e sagrada.

A flor-de-lótus nasce no lodo, mas não se contamina, surge limpa, linda, imaculada e pura no ar. A flor-de-lótus simboliza aqueles que atravessaram a prova de viver na matéria (no lodo) e não se contaminaram. Cumpriram suas vidas com integridade.

MANTRA

Mantras são sons místicos que têm como uma das finalidades elevar o recitante à freqüência divina, ao *samâdhi*. É um foco para a concentração (*dhâranâ*) e, por conseguinte, para a meditação (*dhyâna*). Servem de apoio para se chegar à transcendência.

O som é uma forma de vibração. O Universo é um imenso processo vibrante.

Em seu livro "O Tao da Física" (Editora Cultrix), o físico Fritjof Capra diz:

"O som é uma onda com uma certa freqüência que muda quando o som também muda, e as partículas, o equivalente moderno do velho conceito de átomos, são igualmente ondas com freqüências proporcionais às suas energias. De acordo com a teoria de campo, cada partícula efetivamente 'canta incessantemente sua canção', produzindo padrões rítmicos de energia (as partículas virtuais) em 'formas densas e sutis' ".

O *mantra* Om simboliza Deus como o Yoga o concebe. Considerado o primeiro som que aconteceu na manifestação da matéria, a primeira vibração, o som semente (*bija*) do Universo, é o som que os yogues, quando em estado de profunda meditação, escutam vibrando por todo o

Cosmos. Pronuncia-se OUM, escreve-se no nosso alfabeto AUM, mas esse A é tão fechado como um Ô. Os três sons do OM (AUM), Ô, U, UM, caracterizam a trindade: respectivamente, o início da manifestação na matéria, a conservação e a grande transformação, podendo-se dizer: nascimento, vida e morte. As três manifestações estão contidas no Um, em Deus. Quando se canta são três sons em um.

O *mantra* como prece com a finalidade de concentrar a mente já era usado desde a época dos Vedas. O Om inclusive. Os Brâmanes sabiam que sílabas mântricas tinham o poder de modificar os estados mentais. O *mantra* também era utilizado para invocar poderes superiores.

Patanjali, no seu Yoga-Sûtra, cita apenas um *mantra*, o Om, ॐ, afirmando que este é o *mantra* e símbolo de Îshvara. Portanto, o Om passa a ser o símbolo do Yoga e o seu *mantra* principal.

Pode-se cantar o Om de uma forma contínua, começando após a inspiração e terminando com o final da expiração, quer dizer, do fôlego. Ou pode-se cantar o Om num ritmo quebrado: Om, Om, Om... Entretanto, sempre ao se cantar o Om como foco de concentração, de meditação, soma-se a ele a intenção de elevarmo-nos à freqüência divina, de elevarmo-nos a Îshvara, que é o caminho, e que poderá nos conduzir ao Samadhî. O Om, como já dissemos, é o *mantra* de Îshvara, **é o som que O invoca**.

O Om, por ser um *mantra* cantado em muitos países do mundo com essa intenção de elevação para Deus, tem uma vibração poderosa. Assim, podemos fazer cura à distância invocando, ou unindo-nos a Deus ao cantar o Om, enviando o som para quem estiver necessitado, com intenções positivas e curativas. Muitas vezes conseguimos ótimos resultados praticando-o assim.

Há *mantras* que são frases: *Om Mani Padme Hum*! (Oh, jóia rara do lótus), significando essa jóia o Deus que existe em cada um. Esse significado exprime a força de intenção do *mantra*, para ser somada ao foco de concentração; no caso, o próprio *mantra*. É muito importante que sempre ao se cantar um *mantra* conheça-se a força de sua intenção, para que ela se desperte no praticante ao meditar com ele; seja cantado, ou pronunciado mentalmente, em silêncio. Cada *mantra* tem um poder de transformação e pode ter também um poder de invocação. Sua recitação só é bem-sucedida acompanhada intensa e conscientemente da força de sua intenção. O *mantra* pode ser criado na língua de quem o pratica; tanto para invocar, quanto para provocar a transformação interior. Uma simples frase como "Inspire a paz, a calma e a serenidade para dentro de seu corpo" pode ser usada como um poderoso *mantra* de transformação para quem deseje passar a ter calma, paz e serenidade. Basta que sempre seja pronunciada com consciência, vontade, profunda compreensão do seu significado e do que se deseja alcançar. Criamos um *mantra* para nossos alunos assim: "Observando Aquilo que faz o seu alento acontecer". Então, a prática se faz observando a respiração, sem interferir com ela e tentando sentir **Quem** faz a respiração acontecer em nosso corpo. Esse mantra é uma chave para o samâdhi, pois quem conseguir sentir **Aquilo** que faz nosso alento acontecer, sente Deus, e quem consegue entrar na freqüência divina atinge a iluminação, o *samâdhi*.

A PRAKRITI. O PURUSHA

Prakriti é a energia material, é a matéria; e *Purusha*, a energia sutil. A *Prakriti* simboliza a natureza, pólo "negativo", manifestação "feminina" de Deus. *Prakriti* é a forma de energia que sustenta a manifestação nesse plano de existência. O *Purusha* é masculino, pólo positivo, simboliza a Alma Universal, também chamado *Âtman*. A Alma Universal, *Purusha*, apesar de ser Universal é composta de infinitos *purushas* individualizados: as almas – que ao se aprisionarem na energia material, em *Prakriti*, junto com a energia vital, o *prâna*, provocam o surgimento da vida. Cada forma de vida se expressa na matéria, dependendo do tipo de corpo que habita. Quer dizer, quando o *purusha* individualizado se manifesta nesse mundo, fica limitado pelo tipo de corpo que habita, seja o de um gato, de um bode, de uma baleia ou de um elefante. O corpo humano permite, com sua formação mais complexa, com seu cérebro mais complexo, que cada *purusha* individualizado se manifeste com mais precisão do que nos outros tipos de corpos. Vamos fazer uma comparação muito grosseira: a *Prakriti* seria um tipo de recipiente, como um copo, uma jarra ou qualquer outro possível de se imaginar, simbolizando os diversos tipos de corpos; o *Purusha* seria a água que completaria esses recipientes, esses corpos. A união entre os dois é fundamental para a manifestação da vida na matéria. No entanto, ambos fazem parte de uma única energia, de Deus. O corpo do homem, com as pernas juntas, os braços abertos e esticados na altura dos ombros, nos lembra um crucifixo. O *purusha* individualizado, ou alma, quando entra no corpo, se crucifica na matéria. Então, o crucifixo como símbolo místico representa a alma encerrada, crucificada no corpo. Dessa forma, o corpo restringe a manifestação do *purusha* individualizado e impede que saibamos a Verdadeira Realidade, pois a nossa consciência ordinária é efeito do *purusha* individualizado; mas ele está encerrado, crucificado, impedido na energia material, na *Prakriti,* de sua plena manifestação e consciência divina. A nossa consciência ordinária atesta o que recebe através da percepção do nosso corpo, quer dizer, dos nossos sentidos e através da interpretação do nosso cérebro, que somente funciona enquanto o *purusha* individualizado, a alma, e o *prâna*, a energia vital, estiverem no corpo encerrados. Quando a pessoa sofre alguma lesão cerebral, a alma se manifesta limitada por essa lesão, mas esta pode, dependendo da gravidade da lesão, impulsionar uma nova reestruturação do corpo para que ela mesma, através do corpo, consiga manifestar-se novamente de uma maneira melhor. Acontece que o corpo do homem é a última forma de encarnação nesse plano. Pode ser necessário que haja duas ou mais encarnações do mesmo *purusha* individualizado ou alma como ser humano, mas quando a alma ou *purusha* individualizado estiver prestes a não precisar mais voltar para esse plano, sua última encarnação é como ser humano. E agora o mais estranho de se compreender: fora do corpo o *Purusha* é Alma Universal e é alma individual, fora do corpo teremos consciência do todo, mas também teremos consciência da individualidade, do mesmo jeito que uma partícula subatômica pode ser massa ou energia.

SHIVA E SHAKTI

Shiva é considerado o Deus do Yoga, Há cinco mil anos a.C imagens de Shiva foram encontradas na civilização do Indo-Sarasvatî em postura de Yoga. Shiva é o *Purusha*, a manifestação masculina de Deus, e Shakti, a *Prakriti*, a manifestação feminina de Deus. A união entre Shiva e Shakti gera a manifestação da vida.

No templo de Shiva, em Elephanta, na Índia, há uma representação de Shiva do século VIII d.C. em forma andrógina – metade masculino, metade feminino, representando a unidade dos opostos. Simboliza que não há separação entre Shiva e Shakti, exprimindo que na realidade eles são Um.

No Tantrismo, o sexo ritual, com o fito de se atingir a transcendência, é realizado entre um homem e uma mulher que simbolizam respectivamente o deus masculino Shiva (*Purusha*), e a grande deusa-mãe Shakti (*Prakriti*).

O deus Shiva-Nataraja, em sua forma de deus dançarino, simboliza o ritmo do universo, a dança cósmica; simboliza a vida e a morte, a criação e a transformação ou "destruição". Uma bela e mística obra-de-arte da Índia do século X.

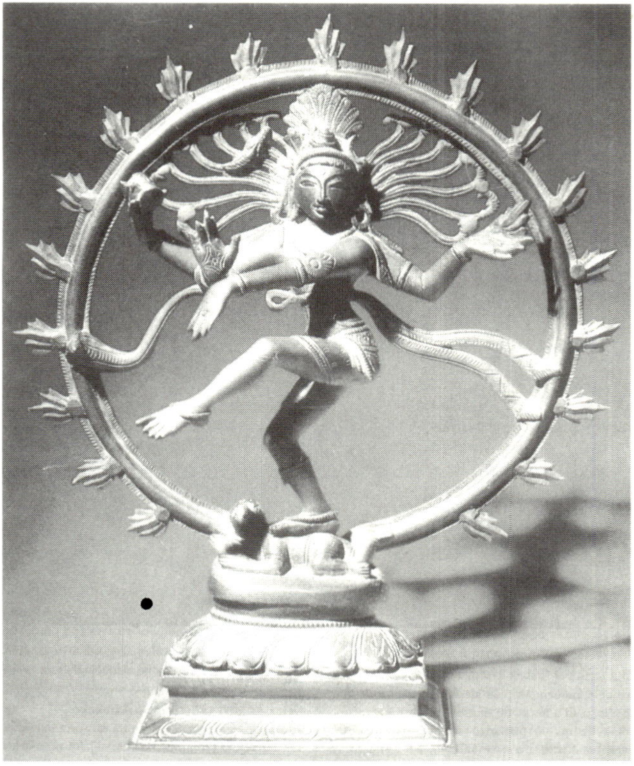

Representação de Shiva-Nataraja

Shiva-Nataraja tem quatro braços. Em um deles, do lado esquerdo, surge em sua mão superior uma língua de fogo, representando o eterno processo de transformação. O fogo é o principal símbolo da transformação. Tudo o que queima se modifica rapidamente. No outro braço, do lado direito, ele traz em sua mão superior um tambor, exprimindo o som como vibração, como ritmo, como o que surge primeiro na manifestação do Universo vibrante, como o que aconteceu no início da manifestação na matéria, o som *bija* (semente): o Om. No Antigo Testamento, encontramos: "No princípio era o Verbo". O verbo significando o som. Em outro de seus braços, ele aponta a mão esquerda para o pé da perna levantada do mesmo lado, como num passo de dança, simbolizando um instante, um ritmo, um movimento fugaz e "ilusório", um momento que passa, representando que ele conhece e é liberto de *mâyâ*, da "ilusão". Em seu outro braço esquerdo ele faz um gesto místico e sagrado, um *mudrâ*, espalmando a mão para a frente, como se dissesse: "Espere! Confie na Sabedoria Divina! No momento certo a totalidade se esclarecerá!". Shiva-Nataraja pisa e dança com sua perna direita em cima de um demônio, que representa a negatividade, a ignorância, os pensamentos ruins, mostrando o seu domínio sobre tudo isso. Acima, seu rosto aparece impassível, indiferente, mostrando que a tudo assiste com serenidade, pois a tudo compreende. E a sua figura completa mostra uma majestosa harmonia, representando o equilíbrio dinâmico entre a criação e a "destruição" na existência. A criação em seu poder de unir-se a Shakti para a manifestação de toda a existência.

Shiva é o *Purusha*, e Shakti, a *Prakriti*, e por graça deles ocorrem o movimento, o ritmo, a freqüência, mas sempre no Um.

A matéria, que nos parece imóvel, todos sabemos que se movimenta. O que percebemos é *mâyâ*, "ilusão".

Como disse Fritjof Capra:

"Os místicos orientais possuem uma visão dinâmica do universo semelhante à da Física moderna e, conseqüentemente, não é de se surpreender que também eles tenham usado a imagem da dança para expressar sua intuição da natureza."

MÂYÂ

Mâyâ, doutrina Vedântica da ilusão, *Mâyâ-Vâda*.

Os yogues também sabem que a manifestação do universo é *mâyâ*, é "ilusão". Aqueles que transcenderam a consciência passaram intuitivamente por essa experiência. "Ilusão", não no sentido de que a natureza, o mundo, o Universo, esse plano em que vivemos não exista, mas apenas que essa imensa dinâmica não é como pensamos que seja. O que vemos, apalpamos, cheiramos, ouvimos, degustamos; enfim, tudo o que nós percebemos depende dos nossos sentidos, da nossa percepção, depende do nosso corpo em vida. E sobretudo, depende da interação da nossa observação com o que quer que tentemos observar ou descobrir. As coisas não são como pensamos, como interpretamos. Quando olhamos para uma mesa, podemos saber que essa mesa é feita de madeira, ou de ferro. Mas o que não podemos ver são as moléculas, os átomos, os elétrons, os prótons, os nêutrons e tudo o mais. Não percebemos que essa mesa possui movimento. O homem não enxerga tudo o que existe, não escuta todos os sons que se manifestam no Universo. O corpo humano limita, impede o conhecimento da Verdadeira Realidade. A capacidade visual do homem é restrita à luz visível. Ele não enxerga o ultra-violeta, os raios-X, os raios gamas, os raios cósmicos. Entretanto, esses diferem entre si unicamente pela freqüência de suas oscilações. A mesma energia manifesta-se de maneiras diversas.

Portanto, a matéria não é inerte, ela se move, apesar de não enxergarmos isso; tudo no universo se movimenta, cada manifestação tem um ritmo adequado, o qual caracteriza sua freqüência. Se observarmos, bem parece que Deus escreve por combinação.

Assim se explica *Purusha* e *Prakriti* ou Shiva e Shakti. E na união de tudo está o Um, está Brahman, está Deus, em quem os yogis pretendem chegar intuitivamente, através da meditação, que abre caminho para o deus interior em cada um, para o *purusha* individualizado no corpo de cada ser existente, conectado ao Grande Purusha, a Alma Universal, que se encontra subjacente a todo o tipo de manifestação que o homem possa conseguir vislumbrar, subjacente a todo o movimento, com vida ou não, pois Ele é o que permite acontecer, é a Lei que os homens tentam compreender e descrever. É o fio unificador, é Tudo e mais do que Tudo, é Deus!

Aos homens é permitido que se utilizem do que já existe para que eles possam "recriar". Os homens não criam nada. Quem cria é Deus. Os homens podem provocar um ambiente propício à manifestação da vida. Como, por exemplo, quando desejam fazer um clone. Contudo, não são eles que estão criando esse clone. Eles estão, apenas, através do que descobriram, depois de muitos séculos de estudo e observação, tentando combinar coisas, para que, no final dessa combinação, algo se manifeste, tentando imitar o que já existe, utilizando-se do material que já havia, para que a vida venha a se manifestar naquele ambiente, que através da sua interferência passou a ficar propício. Sem a célula da ovelha mãe, o primeiro clone, a Dolly, jamais poderia existir. O homem não pode abrir sua mão e criar coisas do nada. Ele pode sim, com a sua ousadia, utilizar-se dos elementos que existem, mas que não foram por ele criados, e combiná-los de forma a provocar um meio adequado para o surgimento de uma "nova?" manifestação. Entretanto, o homem também está a serviço de Deus, e Deus está em cada um de nós, por mais paradoxal que possa parecer e por mais atrocidades que o homem venha a cometer. Pois aqui é a sua escola. E se ele vai passar de ano ou não, ou se ele será rebaixado para uma série inferior, já é outra história.

Agora vamos começar a revelar lentamente o segredo que havíamos prometido anteriormente.

ALMA

PURUSHA INDIVIDUALIZADO.

Quando nossa alma não está aprisionada no corpo, temos uma completa liberdade. Mais rápido do que o pensamento, podemos ir ou estar onde desejarmos, inclusive virmos espiritualmente à Terra. A liberdade e a felicidade são plenas. Temos a individualidade e temos o todo, somos um e somos o todo e, enquanto alma, sabemos disso.

Na matéria, em *Prakriti*, os elementos primordiais agregam-se e permanecem, por um tempo determinado, unidos, organizados, coesos, em forma de um corpo, quando servem de morada para a alma, que é um raio da Consciência Divina, *Purusha*. Cada raio ou cada alma possui uma freqüência característica. Mas depois os elementos materiais tornam a se desagregar; então a alma se vai, recupera a consciência da sua divindade, retornando à Fonte, da qual jamais se desligou – o que chamamos de morte. Imaginemos a luz branca, ela não contém todas as cores? Cada cor, no entanto, possui a sua individualidade, vibrando na sua determinada freqüência de cor, mas todas fazem parte da luz branca. Contudo, nem todos que estão aqui sabem disso, pois o corpo limita o alcance da verdadeira percepção.

Existe uma hierarquia de seres no Universo. Fazemos parte de um nível hierárquico. Passar pela Terra, por esse plano de existência, precisa ser conseguido. Depois dessa prova seguiremos para um nível hierárquico mais desenvolvido do que o que estávamos. Enquanto não vencermos este plano, voltaremos a renascer aqui, pois ainda estaremos no fluxo da roda da vida da Terra (*samsâra*). Enquanto sem o corpo material a liberdade é plena, quando estamos aqui aprisionados, não. Então, como poderemos voltar à nossa liberdade plena e sair do fluxo dos renascimentos na Terra? Vencendo esse mundo com honestidade, com respeito para com os outros seres, procurando a verdadeira sabedoria, com equilíbrio, com amor, com confiança na Sabedoria Divina e, por isso mesmo, com contentamento, tentando o controle do emocional e dos pensamentos negativos. Pois aqui é um caminho de aprendizagem, onde precisamos conseguir o domínio das situações, onde precisamos transpor todos os obstáculos e ser como a flor-de-lótus, que nasce no lodo e não se contamina. No fundo do nosso interior temos todas as respostas, pois Deus está em cada um de nós!

O nosso tempo de vida na Terra é limitado e conhecermos isto é muito importante. Com toda certeza, ao deixarmos nosso corpo, no qual estamos aprisionados, voltaremos a ter essa liberdade e essa sabedoria ilimitadas. Viver na Terra é pouco, é muito pouco, em termos de tempo. O que passamos aqui é *mâyâ*, é "ilusão", não no sentido de que não exista, mas no sentido de que não conseguimos compreender isso direito, justamente porque estamos aprisionados nesse corpo material, que nos ilude, pois restringe a nossa verdadeira percepção, a nossa **ilimitada** percepção. Se vivermos na Terra, digamos, até 90 anos ou mais, se vivermos aqui o máximo que nosso corpo possa agüentar, que tempo é esse em relação à Eternidade? Mas com certeza, quando deixarmos esse corpo, compreenderemos, ou se atingirmos o *samâdhi* também compreenderemos. A morte não existe. A alma é indestrutível, assim como Deus o é. Nós somos eternos! A matéria tampouco deixa de existir, apenas uma coisa se transforma em outra. Nosso corpo poderá servir de adubo ou de alimento para pequenos seres, como também poderá ser cremado e transformar-se em outras substâncias. E a nossa alma sempre volta ao seio de quem ela jamais deixou de estar ligada. Contudo, mesmo sabendo que lá é maravilhoso, precisamos cumprir o nosso tempo de existência aqui. A ninguém é aconselhado que se mate ou mate a outrem. *Ahimsa* é não-violência, é ausência de assassínio ou de suicídio. Fazer algo desse tipo é assinar um contrato de volta à Terra ou a um plano mais inferior, até aprendermos que isso não se deve praticar.

Todos que estamos na Terra sofremos, porque no fundo estranhamos essa prisão corporal que nos impede de lembrarmos a nossa verdadeira situação, a de que somos "filhos" de Deus. Jesus estava sendo crucificado, assassinado e clamou: "Pai, perdoai-os porque eles não sabem o que fazem." Se eles soubessem, com certeza não teriam feito aquilo.

Então, sofremos porque ansiamos pela volta da liberdade.

Quantas vezes nos pegamos agoniados, com uma vontade imensa de sair por aí, de ir para algum lugar que não sabemos onde? Quantas vezes ansiamos por alguma coisa que não conseguimos definir? E quantas pessoas em depressão não sentem vontade sequer de levantar-se da cama, desejando naquele momento ficar dormindo para sempre; pois, num processo de ânsia inconsciente, talvez tenham a sensação de poder voltar para a plena liberdade, mesmo que em sonho? E o desejo de muitos pelo poder e pelo dinheiro não se resume na ânsia pela liberdade? Pois assim poderiam fazer tudo o que "quisessem" com esse dinheiro e poder? Quantas atrocidades não foram e ainda são cometidas devido a isso? E quando as pessoas bebem em excesso não é para aliviar-se de tudo isso que não compreendem? E quando as pessoas se drogam, se não é para isso, não é então para transcender a consciência e vislumbrar além do que normalmente conseguem? E o medo também não advém dessa falta de compreensão? E a sensação de solidão, não é devido a se pensar que não fazemos mais parte do Um?

Sabemos que as injustiças sociais são muitas. E isso acontece porque o homem ainda não evoluiu o suficiente para perceber que não somos o ego individual (*ahamkâra*) que pensamos, não evoluiu o suficiente para perceber que fazemos parte de uma única energia. Se todos se ajudassem, se todos se respeitassem, se os indivíduos não visassem apenas a si mesmos e ao seu próprio bem-estar, tudo melhoraria e todos deixaríamos esse mundo de provas muito mais rápido. Pois enquanto não vencermos esse mundo com integridade, a ele retornaremos, presos na roda da vida, no *samsâra*.

As riquezas podem ser alcançadas, não temos nada contra ganharmos com o fruto do nosso trabalho honesto os bens materiais, mas o excesso de egoísmo impede que todos possamos ter o necessário para uma vida digna. Com dinheiro podemos comer bem, podemos ter um bom plano de saúde, podemos comprar um carro, podemos comprar nossa casa e quitar nossas contas. Não seria maravilhoso se todos pudessem ter o suficiente? Fazemos parte de uma civilização, precisamos cumprir ou seguir as normas sociais, precisamos trabalhar e ganhar para poder sobreviver. Contudo, se todos se ajudassem, a miséria seria inexistente no planeta. Ah, se ninguém roubasse! Ah, se todos fossem honestos! Ah, se todos se respeitassem e aceitassem as diferenças!

MAGIA

Desde que o homem existe a magia surge. O desejo de vencer o mundo de uma maneira mais fácil impulsiona o surgimento da magia. O homem, na sua ignorância primitiva, olha para o sol, para os raios, escuta os trovões e admira a lua, admira as estrelas e não consegue compreendê-los, tudo é um grande mistério. Ele passa por inúmeras dificuldades no seu processo evolutivo e clama por ajuda, seja com orações, com rituais mágicos; enfim, com o que ele vai descobrindo. A magia pode ser feita para o bem, ou para o mal. O homem busca a magia para amenizar o sofrimento da sua prisão material e para invocar proteção. No percurso da vida ele segue e não se lembra da sua verdadeira condição de ser espiritual e liberto. No palco da vida, *lîlâ*, na roda da existência, *samsâra*, ele transforma-se em um ego individual aprisionado e enxerga apenas como tal, e no caminho da prisão e das provas, que o fazem sofrer, ele deseja ardentemente se aliviar; mas, o que ele deseja verdadeiramente, sem ter consciência disso, é se libertar! Assim, ele pratica rituais mágicos, invoca poderes superiores, clama por ajuda, por proteção, invoca para curar-se de uma doença ou curar um ente querido, tenta dominar a natureza, faz uso de ervas psicóticas para transcender a consciência e chegar aos poderes perdidos, ou para transcender e tentar compreender o que acontece consigo, procura pela magia para conquistar o ente amado, ou derrotar um inimigo. Quantas atrocidades e enganos foram cometidos devido ao homem desejar ansiosamente enriquecer e conseguir o poder, para realizar tudo o que desejasse, achando que assim voltaria a ter sua plena liberdade?

Em 21 de julho de 1984, li no livro "Pelas Portas de Ouro", de Mabel Collins (Editora Pensamento), um parágrafo que me chamou a atenção e por isso mesmo eu o anotei. Transcrevo-o agora para vocês, ressaltando que Mabel Collins escreveu esse livro no século XIX. Não concordamos com tudo o que está escrito ali, mas o parágrafo que mostraremos é precioso.

"Ao homem no momento misterioso da morte é-lhe concedida a liberdade e, com súbito sentimento de deleite, a reconhece. Se antes tivesse tido a certeza disto, teria sido um grande sábio, um homem capaz de reger o mundo, porque teria tido o poder de se governar a si mesmo e ao seu próprio corpo. A libertação das cadeias da vida ordinária pode-se obter tão "facilmente" durante a vida como pela morte".

Então aqui se resume o nosso segredo, aquilo que o homem no mais íntimo do seu ser deseja reconquistar:

A LIBERDADE! A SUPREMA LIBERTAÇÃO! A LIBERDADE PLENA! A VERDADEIRA FELICIDADE! NO SEIO DO VERDADEIRO AMOR! EM DEUS!

O Yoga ensina um caminho que transcende a magia, ou que é a verdadeira magia, um caminho que torna o praticante um sábio, pois o Yoga também o incita a procurar a verdadeira sabedoria, mas sempre com discernimento. E ensina a técnica para se atingir o *samâdhi*, quando o yogi bem-sucedido tomará conhecimento de que a verdadeira liberdade existe; e a partir de então, viverá sua vida com calma, com confiança, com fé, aguardando o momento que poderá retornar à sua **FONTE!**

Então eu digo:

Aparigraha – Não se apegue às coisas materiais. Cuide de tudo que lhe foi dado sempre com muito carinho. Dê valor ao que conquistou com honestidade, mas saiba que nada lhe pertence, nem o próprio corpo que habita. Não se confunda com o seu corpo, pois ele é transitório!

Santosha – Tente ser feliz, tendo confiança na Sabedoria Divina e querendo sempre enxergar o melhor lado das situações da vida.

Nós somos eternos! Fazemos parte de uma única energia; então, ajudemo-nos uns aos outros para que todos possamos chegar lá!

Descubra seu verdadeiro ser, praticando Yoga!

Mas que cada um escolha o seu próprio caminho, pois todas as estradas convergem para o UM!

E deixo esse mantra:

IMAGINE QUE VOCÊ É UMA GOTA DE ÁGUA E TEM CONSCIÊNCIA DISSO. IMAGINE QUE UM DIA VOLTARÁ PARA UM OCEANO INFINITO E TERÁ CONSCIÊNCIA DE QUE É A GOTA E O OCEANO, INFINITO!

YOGA É UNIÃO COM DEUS!

O Deus que há em mim saúda o que existe em você.

Namastê!

Fatima Miranda

Dedico este livro ao "meu" mestre espiritual.

A todos os meus alunos.

E a você, yogi, ou não.

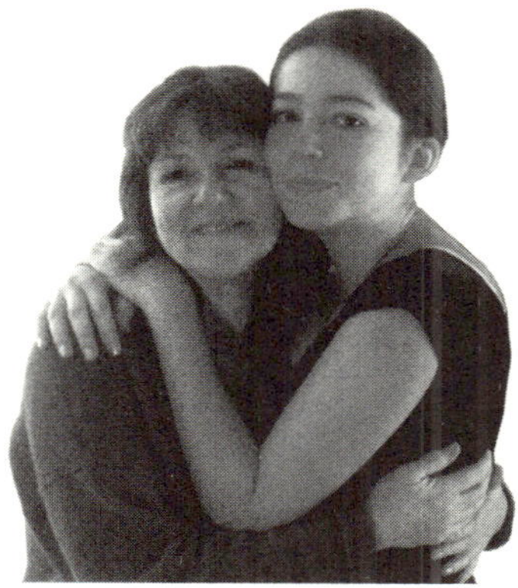

Agradeço à minha filha Clarissa Miranda, herdeira em nascimento dos ensinamentos Yogues, por ter servido como modelo para este livro.

Bibliografia Básica

BLAY, Antônio. *Tantra-Yoga*. Barcelona: Ibéria,1997.

CAPRA, Fritjof. *O Tao da Física*. São Paulo: Cultrix, 1975, 1983.

CAPRA, Fritjof. *O Ponto de Mutação*. São Paulo: Cultrix, 1982, 1995.

COLLINS, Mabel. *Pelas Portas de Ouro*. São Paulo: Pensamento.

ELIADE, Mircea. *Yoga Imortalidade e Liberdade*. São Paulo: Palas Athena, 1996.

FEUERSTEIN, Georg. *A Tradição do Yoga*. São Paulo: Pensamento, 2001.

GOLEMAN, Daniel. *Inteligência Emocional*. Rio de Janeiro: Objetiva.

HENRIQUES, Antônio Renato. *Yoga & Consciência*. Porto Alegre: Rigel, 1990.

MICHAËL, Tara. *O Yoga*. Rio de Janeiro: Zahar, 1976.

RAMACHARAKA, Yogue. *Catorze Lições de Filosofia Yogue*. São Paulo: Pensamento.

Nota sobre a Transcrição Simplificada das Palavras em Sânscrito:

Fundamentada na transliteração de FEUERSTEIN, Georg. *A Tradição do Yoga*. São Paulo: Pensamento, 2001. A não ser a consoante c, que tem som de *tch* e escrevemos com *ch*.

Glossário de Palavras em Sânscrito

Ahamkâra – o ego.

Ahimsa – não-violência.

Âjnâ-chakra – Acúmulo energético de prâna localizado no meio da cabeça.

Anâhata-chakra – Acúmulo energético de prâna localizado no coração.

Anga – Uma categoria da prática yogue.

Ashta – Oito.

Ashtanga – Oito partes.

Aparigraha – Não desejar o desnecessário.

Âsana – Postura.

Asteya – Não roubar.

Atharva-Veda – Uma das quatro coletâneas de hinos védicos.

Âtman – A Alma Universal.

Bhagavad-Gîtâ – O mais antigo e popular texto de Yoga.

Bija – Semente.

Bramacharya – Equilíbrio sexual.

Brahma – Um dos deuses da tríade hindu.

Chakra – Acúmulo energético de prâna relacionado com o corpo. Roda de energia.

Chitta – A mente.

Darshana – Ponto de Vista. Escola de Pensamento.

Dhâranâ – Concentração.

Dhyâna – Meditação.

Gîtâ – Cântico.

Guna – No Yoga, no Sâmkhya e em diversas escolas do Vedânta, uma das três qualidades Primárias da Natureza (Prakriti): Sattva (o princípio de lucidez), Rajas (o princípio de dinamismo) e Tamas (o princípio de inércia).

Guru – Mestre Espiritual.

Hatha-Yoga – O Yoga da disciplina física que almeja a criação de um corpo divino e indestrutível e o despertar da Kundalinî.

Îshvara – O Senhor. O Ser divino.

Îshvara-pranidhâna – Devoção a Îshvara, a Deus.

Jnâna – Conhecimento.

Jnâna-Yoga – Yoga da sabedoria.

Karma – Ação.

Karma-Yoga – Yoga da ação.

Kriyâ – Ação. Limpeza.

Kriyâ-Yoga – Yoga da ação.

Kundalinî – Acúmulo muito intenso de prâna, que permanece quieto, como uma serpente adormecida no *chakra* mais baixo do corpo.

Maithunâ – A prática ritual da sexualidade nos ramos de esquerda do Tantrismo.

Mandala – Um espaço sagrado onde se praticam rituais em forma de círculo. Uma representação gráfica semelhante ao Yantra.

Manipura-Chakra – Acúmulo energético de prâna, relacionado com o plexo solar, localizado acima do umbigo.

Mantra – Som sagrado que traz à mente o poder de concentrar-se e transcender os estados comuns de consciência.

Mantra-Yoga – Uma forma de Yoga centrada na recitação de mantra.

Mâyâ – O mundo ilusório.

Mâyâ-Vâda – Doutrina vedântica da ilusão.

Moksha – Libertação.

Mudrâ – Selo. Gesto místico e sagrado.

Mukti – Libertação. Sinônimo de Moksha.

Mûlâdhâra-Chakra – Acúmulo energético de prâna situado na base da coluna.

Nâdî – Conduto sutil de energia.

Nirodha – Restrição.

Niyama – Autodomínio.

Ojas – A energia produzida pela ascese.

Om – O mantra principal do Hinduísmo, por conseguinte do Yoga, que simboliza o Absoluto.

Patanjali – O autor do Yoga-Sûtra, texto fundamental do Yoga Clássico.

Prakriti – A energia material. A Procriadora. A Natureza.

Prâna – A força Vital que sustenta o corpo.

Prânamâyâkosha – Corpo energético sutil.

Prânayâma – Controle da respiração. Domínio de Prâna.

Paramparâ – Sucessão dos ensinamentos de mestre para discípulo.

Prânava – O Om.

Pratyâhâra – Recolhimento dos sentidos.

Purusha – Alma Universal.

Râja-Yoga – Designação tardia do Yoga óctuplo de Patanjali, inventada para contrapô-lo ao Hatha-Yoga.

Rig-Veda – O hinário védico mais antigo, a escritura mais sagrada dos hindus.

Sâkshin – Consciência-testemunha.

Samâdhi – Êxtase.

Sâmkhya – Uma das seis escolas clássicas de pensamento do Hinduísmo.

Samsâra – O mundo finito da mudança, a roda da vida.

Santosha – Contentamento.

Satya – Verdade. Veracidade.

Sauchan – Purificação. Pureza.

Svâdhyâya – Estudo do si mesmo.

Shakti – Aspecto feminino de Deus.

Shiva – Aspecto masculino de Deus. Deus do Yoga.

Siddhi – Poder paranormal.

Sûrya – Sol.

Sûtra – Uma obra aforística.

Svâdhishthâna-chakra – O *chakra* relacionado com a região abaixo do umbigo.

Svâdhyâya – Estudo de si mesmo.

Tantra – Texto sagrado pertencente ao Tantrismo.

Tapas – A ascese.

Trimûrti – Triângulo.

Upanishad – Texto sagrado esotérico hindu.

Vedânta – Escritos que revelam o fim dos Vedas.

Vishnu – Um dos deuses da tríade hindu.

Vishuddha-chakra – *Chakra* da garganta, relacionado com essa região, boca e toda face.

Viveka – Discernimento.

Yajur-Veda – Um dos hinários védicos.

Yama – Preceitos morais.

Yantra – desenho geométrico místico.

Yoga – União com Deus.

Yogi – O praticante de Yoga.

Yogue – O praticante que atingiu o samâdhi, a iluminação.

Yoga-Sûtra – O texto fundamental do Yoga Clássico, compilado por Patanjali.

Para saber mais sobre nossos títulos e autores,
visite nosso site:
www.mauad.com.br

Este livro, da MAUAD Editora,
foi impresso em papel pólen bold 70g,
na gráfica Sermograf.